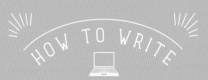

HOW TO WRITE

「論文にしよう！」と 指導医に言われた 時にまず読む本

2nd edition

長澤 将

東北大学病院
腎・高血圧・内分泌科講師

RESEARCH PAPERS

中外医学社

　小生が初期研修医として虎の門病院に入職して以来30有余年が経ちました．虎の門病院の研修医は別名レジデントと呼ばれます．病院に居住しながら働くからです．とても激務でしたが，短期間に多分野の症例を多く経験でき，その後の医師人生に有意義であったことは確かです．しかし，当時の記憶として残っているのは虎の門病院での研修のみでした．

　1つの大切な思い出を紹介します．当時先輩の医師から，虎の門の常識は専門医をとる際には捨てて，内科専門医や腎臓専門医受験に際しては教科書を読みなさいと指導されました．医学には2つあることの意味が当初はわかりませんでした．なぜ日々の臨床で学んだことと世の中の医学の常識が違うのかと疑問でした．しかしその答えは後でわかりました．当院で日常臨床から学んだ真実の医学の多くは，実は査読者の審査を受けた後に英語論文としてPubMedに収載されていなかったからです．すなわち，自分たちが実臨床から学んだ真実の医学が英語論文化されて初めて教科書となり，専門医試験の答えになるのです．

　長澤君の執筆したこの本を参考にして英語論文を書くとPubMedに掲載されるようになる，一読に値する名著であると考え推薦させて頂きます．そして皆様もこの書物を読むことで明日の教科書を作成しましょう．

　　2020年3月
　　　　　虎の門病院腎センター・リウマチ膠原病科部長，日本腎臓学会理事
　　　　　　　　乳原善文

改訂にあたって

　改訂2版を出せました．改訂なので，内容の追加などのそれなりの変更があります．

　COVID-19のパンデミックの中で出版された第1版は，読者に喜んでいただけました．リアルな学会場で「あの本のお陰で！」というお声がけをいただくことは筆者にとって最上級の褒め言葉です（どこかで誰かに刺さる本であるといいな，と思っています）．

　さて，第1版では基本中の基本を書きましたが，それからの数年間で世の中は大きく変わりました．AIの進化です．第1版のときにはにほとんど使わなかった技術ですが，現在ではAIのサービスを使わずに論文の準備をすることが考えにくいレベルに達しています．私流のAI活用法も追記しました．まだまだこれからも進化していく可能性が高いので，このようなサービスがあることを確認して，自分流の使い方に昇華していただければと思います．

　ケースレポートについて，「業績にならない」「書いても意味がない」なんてことを言われますが，決してそうではありません．自分で一本書き上げたか否かで，数年後の臨床力に大きな差が出るようです（この点は確信を持っています）．高いスキルにはどこでもニーズがあります．医師はオワコンだなんて言われますが，専門医を取得する前後までにケースレポートの一本も書けない医師こそはオワコンになるかもしれません（AIの診断をまるごと信じるレベルの人には恐らく需要がないと思っています）．

　この本は「最初の一本を書く必要があるが，何から手をつけていいか分からない人」に向けて書きました．一から十まで指導する時間がない指導医が「この本を読んで形にして」という使い方もありだと思います．皆さんの力になれれば嬉しいです．

　改訂に尽力してくれた中外医学社の岩松宏典様，文章校正を担当してくれた上村裕也様に，この場を借りて感謝を申し上げます．

　　2024年 春

長澤　将

はじめに

こんにちは，東北大学の長澤将です．

この本では，指導医に「論文を書いてみようよ」と言われて途方にくれている人向けに，論文の書き方をゼロから解説します．

論文は内容で勝負するべきだと思いますが，勝負するためには土俵に乗らなくてはなりません．院内発表で使ったエクセルのデフォルトのままの Figure や Table であったり，論文に必要な要素が足りなかったり…これでは土俵に上がることすらできません．

この本では私がこれまで試行錯誤して獲得してきた論文作成のノウハウの中で特に「お作法」の部分を解説します．また，これまで指導してきた研修医たちがあまり知らなかったエクセルの関数の使い方やグラフの作り方，論文につながる学会用のスライドの作り方，論文におけるよくある質問にも触れています．これを読むことによりある程度論文としての形が作れると思います．誰も教えてくれなかったお作法の部分はこの本で学んでいただき，ぜひ自分のオリジナリティを出していくキッカケになってくれればと思っております．

みんなが見ている症例や実験の中には宝の山がたくさんあります．でも，それを形にしない限りは後世に残りません．この本を読めば「論文を書くにはこうやってアプローチするんだ」とわかってもらえると思います．大学病院じゃなくても，これまで病院の論文を書いたことがなくても，きっと書けます．私も石巻赤十字病院時代に1年で10本を超える論文を出すことができました．やり方さえ覚えてしまえば，マルクスの不均等発展の法則（発展途上国も技術進歩の成果を利用することによって先進国に追いつき追い越す形での発展が可能になる）にあるように，しがらみが少なく，宝の山である市中病院で大学に負けないくらいの成果を出すことができるようになると思っています．

この本を刊行するにあたって，m3.com メンバーズメディア連載の際に尽力してくださったエムスリー株式会社の村田佳子様，本にするために声を掛けてくれた中外医学社の岩松宏典様，文章校正を担当してくれた上村裕也様に，この場を借りて感謝を申し上げます．

2020年 春

長澤　将

「論文にしよう！」と指導医に言われた時にまず読む本

CONTENTS

カバーデザイン●原条令子デザイン室

01 今日から論文ができる医師になる

「論文書いてみようよ」…この言葉，重く感じちゃいますよね．
「臨床は好きだけど，症例報告はちょっと…」
「実験や研究は好きだけど，論文を書くのはちょっと…」
「はい，と返事したもののどうやっていいか？」

本書では，何から手をつけていいかまったくわからない方々に，こんな方法があるよ，とアドバイスができればと思います．

そもそもなぜ，指導医は「論文にしよう」と言うのか？

これは純粋に，指導医は皆さんに対し「しっかりと勉強してほしい」と思っているからです．

個人的な感覚では，論文を1本書くと，100本読むよりずっと勉強になります．

ちなみに，症例報告ならば，少なくとも以下の3項目ができないと論文にならないわけですが，これができるって結構高いレベルです．

①疾患概念を理解する
②通常の症例と何が違うかを判別できる
③鑑別疾患をキチンと行って，診断に耐えうる検査を不足なく出す

つまり，声をかけられたあなたは「期待されている」わけです．

上のような診療をキチンと行っており，日常診療だけで埋もれない余裕も少しあって，キチンとやってくれそう――そんなあなたに次のステップに行ってもらいたい，というのが指導医の願いです．

では次に，「なんで論文なんだ！」「学会発表じゃダメなのか？」ということを

考えてみましょう.

論文はずっと残る

論文の特徴には,「1 回掲載されればずっと残る」点が挙げられます.

もっとわかりやすく言うと, 1 回掲載されれば, 他の人と空間と時間を超えて見つけたことを共有できる. 特に今はインターネット上で PubMed や Google Scholar などの検索方法があるので, 世界中の人がテーマに関連する論文を探すことが容易になっています.

しっかりと論文になっていれば, 自分の生まれる前に掲載されたものも参照して引用することができますし, 地球の裏側のブラジルの人に読んでもらったりすることもできます.

このために, 手順が正しいか? とか, 見落としがないか? とチェックしてもらって, 論文の妥当性をチェックするのです. このチェックする人を査読者 (レフリー, Referee) といいます (査読については後の項で触れます).

この査読者との質疑応答を経て, やっと掲載になります (この過程をリバイズといいます). なので, 論文になるということは「(ある程度) 妥当性が担保されている」信頼感があるために, 評価されるのです.

日本の学会発表ではこういう査読がないことがしばしばあります (もちろんある学会もあります. 海外学会では査読が厳しいこともあります). 抄録しか残らないため, 時間と空間を超えたコミュニケーションにならないので, 論文の方がよいわけです (学会発表の重要性ももちろんあります).

このへんの感動は,『ONE PIECE』31 巻でノーランドが先人たちの偉業を「進歩」と言っていたり,『チ。―地球の運動について―』第 3 集 175 ページでヨレンタが「アレが使えると, 時間と場所を超越できる.」と言っていることに通じるところがあると思います.

論文は何か 1 つは新しい

2 つ目の特徴は,「何か 1 つは新しい」ということです.

科学論文であるからには, 何か 1 つ, 少しだけでも新しい部分が必要です. 方法でも薬剤でも,「表現型あるいは, 医師側の視点が変わって, こういう見方をし

JCOPY 498-10915

たら？」というのすら論文になりえます．

　「世界で初めて」は当然，「日本で初めて」でももちろん，「東北で初めて」，あるいは「宮城県で初めて」ということも，場合によっては論文になりえます．では，どんな「初めて」なら載るのかといえば，たとえば「重症熱性血小板減少症候群（SFTS）の東北地方での感染」なら載ると思います．最近話題の紅麹による腎障害なども最初の最初なら掲載でしょう（改訂版を執筆している2024年3月ではまだ報告はありません）．

　このことは，ある時点と場所では「このことは自分が最初に見つけたんだ！」と示すことができるということです（昨今は，膨大な論文があるので，「一番新しい」ではないこともありますが，それでもかなり上位にいるのは間違いないと思います）．

　論文は，この2つの点があるから業績としてカウントされるのです．

まとめ

▶ 声をかけられた人は「期待されている！」

▶ 論文は「ずっと残って」「出した時点で何か1つは新しい」から時間と空間を超えて共有できる→書くと評価される

シンプル推奨！
論文 Table の作法

　前章では論文を書く背景として，論文は，時間と空間を超えて共有できるから大事だということと，あなたが期待されているから論文を書こうと誘われているのだということをお話ししました．今回はズバリどう書くか！に焦点を当てます．

論文の構成で大切なことは読み手の目線

　まず，論文は，おおむね以下の8要素で構成されています．

論文の要素

①Abstract　　　　　　　　　⑤Discussion
②Introduction　　　　　　　⑥References
③Materials and Methods　　⑦Tables
④Results　　　　　　　　　　⑧Figures

　症例報告の場合には，Materials and Methods，Results，Case Presentation という形がほとんどです（もっと短い Clinical Images や Clinical Pictures という一発ものもあります）．

　読むのはこの順で OK ですが，この順に書くのが実に難しい！（それができる皆さんは，すでに超上級者ですので，これを読む必要はないでしょう．）

　じゃあ，どこから手をつけるか？　読み手の気持ちになって，こう考えてみましょう．

　皆さんは論文を読むときに，どういう順番で読みますか？

　普通は Title→Abstract と読んで，興味をもったら本文を読みますよね．なので，Title，Abstract は最後にしっかりと時間をかけて推敲する必要があります．（もちろんほかの部分もしっかりする必要がありますが，Title と Abstract は特

にしっかり，という意味です．）

では本文では，どこを読みますか？

Table と Figure ではないでしょうか．そのため，私は Table と Figure から作るのをお勧めしています．

Table と Figure だけでわかるように作り込もう！

Table は表，Figure は図（チャートや写真含む）のことです．Table legend（Table の説明文）と Table を見ただけで理解できるような作り込み，Figure legend と Figure を見ただけで理解できるような作り込みが必要です．

作り込むといっても，情報量をできるだけ盛り込むのではなく，できるだけシンプルに伝わるように書く！―そう，**引き算の発想**が大事です．

学会発表などで，ものすごい分量の図表を示しながら「busy な図で申し訳ありません…」という前置きで発表する人がいますが，謝るくらいならわかりやすい図を作ってこい！と言いたくなります．

論文を書くときに，まず Table と Figure を並べて，論文全体の**80％程度の内容**が伝わるようにできれば，その後はかなり簡単に書き進められるようになります．

じゃあ，そんな Table，Figure をどうやって作るか？？

Table にはフォーマットがある！

ココをキチンと指導してくれる人はあんまりいないようですが，図1を見て左の表と右の表を比べてください．

どっちが見やすいでしょうか？

絶対的な決まりはないものの，内科系の論文だと右の形が一般的だと思います．NEJM の Table がこんな感じですよね（外科系の論文はあまり読まないのでわからないですが）．

言葉で表すと以下のようにポイントはたくさんあるのですが，目で見て覚えた方がよいことも多いと思います．

Table 1. Characteristics of Patients

Case	Age	Gender
A	56	F
B	63	M
C	74	M
D	45	F

Table 1. Characteristics of Patients

Case	Age	Gender
A	56	F
B	63	M
C	74	M
D	45	F

図 1 ● Table のフォーマット 2 種

　私の場合，NEJM や The Lancet をよく見て，それらに準じて作っています．そのためか，文句を言われることは少ないです（こういう視点で論文を見ていると面白くなってくると思いますよ）．

Table のポイント

● フォントを統一
● 文字サイズも統一（場合によっては一部少し小さくする）
● 行が長くなるときは色分け
● 表の中の線は省く
● 中心揃え（であることが多い）
● 白黒ないしはグレースケールにする

　最後の，白黒（あるいはグレースケール）で作る理由はわかりますか？
　それは簡単で，投稿上の規定で白黒が多いことと，色をつけるのは後からどうにでもなるという点が挙げられます．なので，まずグレースケールで十分に伝えられるようにするのがベストです．

まとめ

　　　Title と Abstract は最後にじっくり推敲を重ねる
　　　Table，Figure を作り込む
　　　Table と Figure だけでストーリーが伝わるように！

JCOPY　498-10915

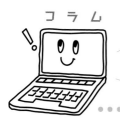

コ ラ ム

検査結果一覧の作り方

コ ラ ム

論文で使われる「検査結果の表」は，実際にはどう作られているのでしょうか？

Table.1

<Complete Blood Count Data>			<Biochemistry Data>			<Biochemistry Data>			<Urinalysis>		
WBC	5500	/μl	TP	7.6	g/dl	α-GAL activity	0.0	nmol/mg/protein	Specific Gravity	1.005	
Neut	69.6	%	T-bil	0.7	mg/dl				pH	5.5	
Lymph	20.5	%	AST	20	IU	IgG	1584	mg/dl	UP	0.5	g/gCre
Mono	6.1	%	ALT	29	IU	IgA	281	mg/dl	Glu	-	
Eos	2.0	%	ALP	228	IU	IgM	94	mg/dl	uOB	-	
Baso	0.2	%	γGTP	28	IU	C3	130	mg/dl	Ketone	1+	
RBC	463	×10⁴/μl	LDH	170	IU	C4	26	mg/dl	WBC Elastase	-	
Hb	13.7	g/dl	CPK	85	IU	CH50	61.0	CH50/mL	Nitrate	-	
Ht	41.9	%	Ferrrtin	136	ng/ml	ANA	<40		<Urine Sedimentation>		
Plt	16.2	×10⁴/μl	BNP	7.3	pg/ml	MPO-ANCA	<1.0	U/mL	uRBC	<1	/HPF
MCV	90.5	fl	Toroponin T	0.08	ng/ml	PR3-ANCA	<1.0	U/mL	uWBC	<1	/HPF
MCH	29.7	pg	TChol	199	mg/dl	GBM	<2.0	U/mL			
MCHC	32.8	%	TG	233	mg/gl				Mulbery body	positive	
ESR1h	16	mmh	HDL	39	mg/dl						
			BUN	17.3	mg/dl						
			Cr	1.43	mg/dl						
			UA	9.6	mg/dl						
			Na	142	mEq/l						
			K	4.3	mEq/l						
			Cl	107	mEq/l						
			Ca	9.0	mg/dl						
			P	3.2	mg/dl						
			Glu	97	mg/dl						
			HbA1c	5.6	%						
			CRP	0.21	mg/dl						

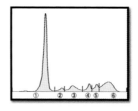

こんな感じの表ってキレイですよね（自画自賛ですが）．

エクセルで作ったものをただ貼り付けたような検査結果一覧では論文にはなりません（論文でそのような表が掲載されているのを見たことがありません）．

左の血算，真ん中の生化，外注検査，どれがキレイに見えるでしょうか？

私は真ん中かなぁと思います．

実は，ちゃんと仕込んでさえおけば，こんな表も簡単にできます．わかりやすくするために，他の部分を削除してみました．なんてことはない，3列の表を作っ

JCOPY 498-10915

ておいて，罫線を背景と同じ色にしておいただけです．

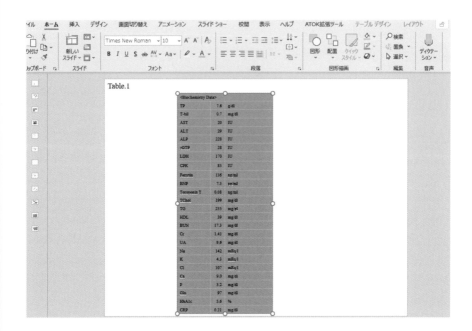

　こうしておいて，「TP」「Alb」などの検査項目名は左揃え（中央揃えでもよい），数値は右揃え，単位は左揃えにすると見栄えのよい一覧になります（数値の右端と単位の左端のスペースの幅が揃っているのが見栄えがよい検査結果一覧のコツとなります）．

　同じように血算，生化…と作っておいて組み合わせることにより見栄えのよい検査結果一覧ができます．

　あとは，1行おきに色をつけたりすることでさらに見やすくしたりするなど，いくらでも応用が利きます．

　このテクニックはすべての表で応用できますのでぜひ使ってみてください．

JCOPY 498-10915

03 知らぬは恥！論文 Figure の作法

前章では Table の書き方をお話ししました．本章は Figure の作り方についてです．

Figure だけ見てもわかるように書く！

Figure は目立ちます．だからこそ，Figure をひと目見て「魅力的で，わかりやすい！」と思ってもらえるように意識して作ることが大事です．

たとえば，患者のセレクションを図示するためのポイントを紹介します．我々の論文[1]の Figure をご覧ください（図 1）．

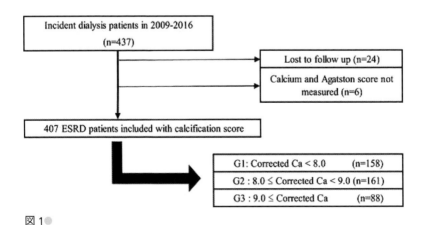

図 1 ●

2009〜2016 年に新規に透析導入となった患者 437 名のうち，24 名がフォローアップ不能，6 名がデータ不足で除外され，解析対象 407 例を，Ca の値によって3 群に分けた，ということがひと目でわかると思います．

なお，本文中で患者のセレクションについて触れている部分は比較的長く，後

方視野的な観察研究であること，3カ月以上フォローした患者ということを書いていますが，この Figure では触れていません．

このように図表では，シンプルにわかりやすく伝え，その後本文に detail を書くのがよいと思います．

グラフはスッキリと！

また，我々の別の論文[2]の Figure をご覧ください（図2）．

論文の中で，Figure はほとんど折れ線グラフですが，実線（solid line），破線（broken line），点線（dotted line）を用いて，スッキリかつわかりやすくまとめています．

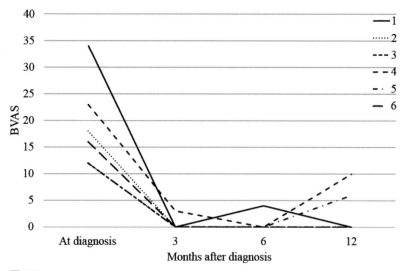

図2●

グラフの作法を図3にまとめました．青色で示したところがチェックポイントです．この要素はグラフで不可欠の部分なので，忘れずに入れましょう．

どれだけスッキリとまとめられるかがポイントになりますが，「グラフだけ」を見て伝わるかを意識するとよいでしょう．最初はいろいろ盛り込んで，徐々に外していく方法も有効です．

JCOPY 498-10915

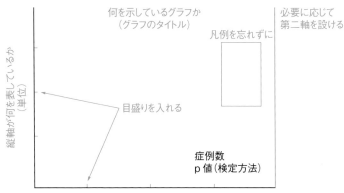

図 3 ● グラフの作法

経過図は難しい！

　臨床経過の図を学会発表や論文で見ることがありますが，これはかなり作成が難しいです．作らずにすめばそれに越したことはないのですが…そうも言っていられません．

　我々の論文[3]の Figure をご覧ください（図 4）.

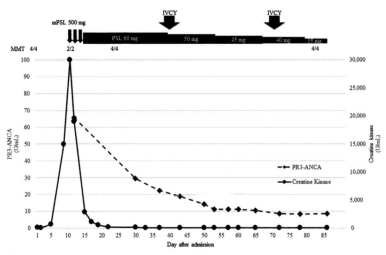

図 4 ●

筋肉痛が主症状だった ANCA 関連血管炎の一例の症例報告の臨床経過です．ここでは，クレアチニンキナーゼ（CK）値，PR3-ANCA 値の動きをグラフ中に，免疫抑制薬と徒手筋力テスト（MMT）をグラフの上に示しています．

　もちろん抗菌薬を使ったりしましたし（本文中には書いてあります），体温，WBC 値や CRP 値も変動していましたが，本症例に重要な CK 値と PR3-ANCA 値の 2 つを選んでスッキリと書きました．

　症例ごとに重要なパラメタが違いますし，著者と読者では大事だと思うことが少しずつ違うので，万人が納得する経過図を作成することは困難です．したがって自分が納得し，周りの人が 3 割くらい納得できれば，あとは査読者の意見を取り入れるのが現実的だと思います．

　私も論文の査読をすることが増えてきましたが，色がごちゃごちゃしている Figure などを見かけると，あんまり先行研究を読み込んでいないなぁ，という印象を受けるので，「個性は内容で出し，見栄えでは個性を出さない」がよいと思います．

まとめ
- Figure はそれだけを見て理解できるように！
- Figure のお作法があるので，まずそこを押さえる！
- 経過図は難しい

文献
1) Sato H, Nagasawa T, et al. Risk of cardiovascular mortality predicted by the serum calcium level and calcification score at the initiation of dialysis. Clin Exp Nephrol. 2018; 22: 957-66.
2) Saito A, Nagasawa T, et al. Remission Induction Therapy with rituximab for microscopic polyangiitis: a feasibility study. Tohoku J Exp Med. 2017; 242: 53-62.
3) Ojima Y, Nagasawa T, et al. Anti-neutrophil cytoplasmic antibody-associated vasculitis（AAV）restricted to the limbs. Intern Med. 2018; 57: 1301-8.

JCOPY　498-10915

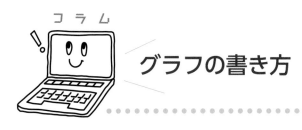

グラフの書き方

　学会発表や院内発表のときからグラフをきちんと作っておくと，論文の準備がグッと楽になります．実例をもとに，作り方を学んでいきましょう．

　まず，**個人情報を抜いた形でデータだけにして作業する**のがデータの集め方の原則です．そのうえで，エクセルの行（グラフの横軸）に日付を，列（グラフの縦軸）に項目名を入れるのが一般的です．

　たとえば臨床検査値を例にとると，こんな感じです．

	A	B	C	D	E	F	G	H	I	J	K
1		2020/4/1	2020/4/2	2020/4/3	2020/4/4	2020/4/5	2020/4/6	2020/4/7	2020/4/8	2020/4/9	#######
2	CK										
3	PR3-ANCA										

　このままだと，グラフの中に日付が入ってしまうので，1から始まる表記などにします（後から軸の名前を「Day」などとするので，これで十分です）．

　ここにデータを入れ込んでいきます．実際には採血しない日があったりして飛び飛びの値になることもあります．

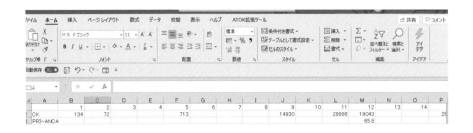

入力が済んだら，データを選択してグラフを作りましょう．

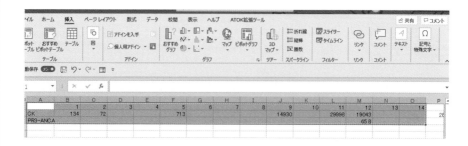

こんな感じで選択して，今回はこの折れ線グラフにします．

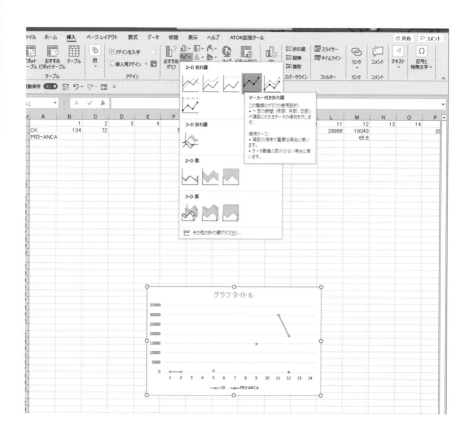

JCOPY 498-10915

まだスカスカですね.

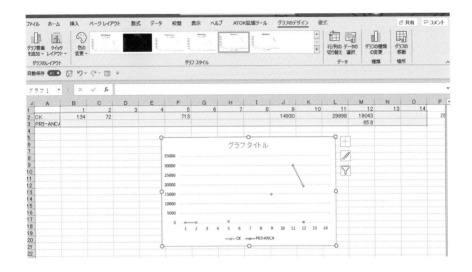

　データを選んで, 右まで引っ張りましょう. 今回は91まで (深い意味はありま
せん).

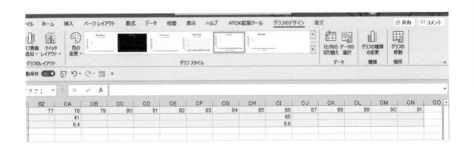

グラフはまだこんな感じだけど大丈夫です.

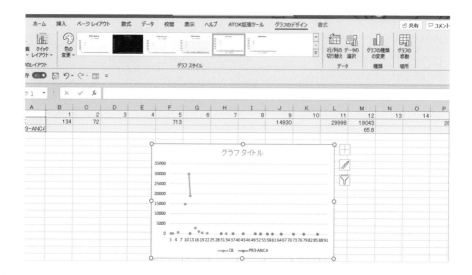

　青い点のどれかを右クリックして,「データの選択」を選び,「データソースの
選択」画面左下の［非表示および空白セル］ボタンをクリックすると,空白セル
の表示方法について訊かれるので「データ要素を線で結ぶ」を選択してください.

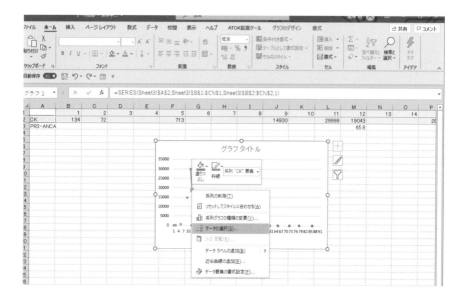

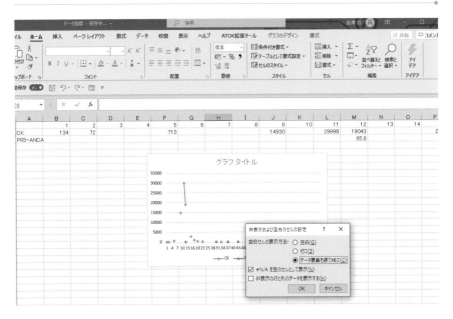

すると，だいぶみられるグラフになってきました．

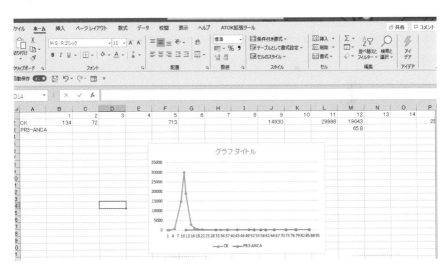

　値が 100 倍くらい違うと，小さい値はこのように下に張り付いてしまうので，こちらのグラフをダブルクリックし，「データ要素の書式設定」→「系列のオプション」から第二軸に設定します．

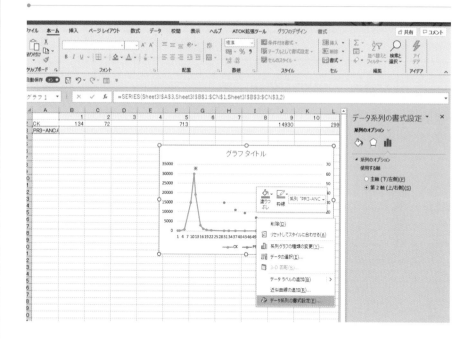

すると，グッと見やすくなりました．

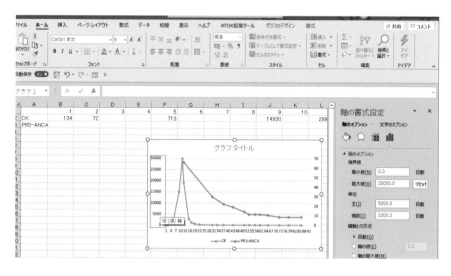

縦軸の数値の部分をダブルクリックし，「軸の書式設定」→「軸のオプション」
で最大値を調整します．同様に横軸も間隔を微調整します．

JCOPY 498-10915

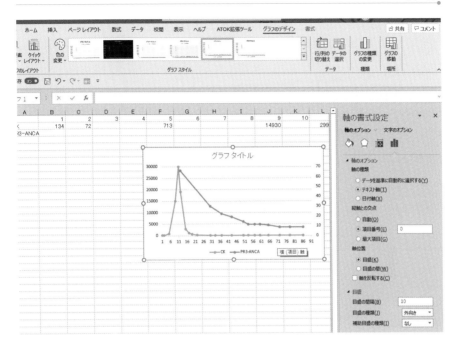

完成まであと少しです.

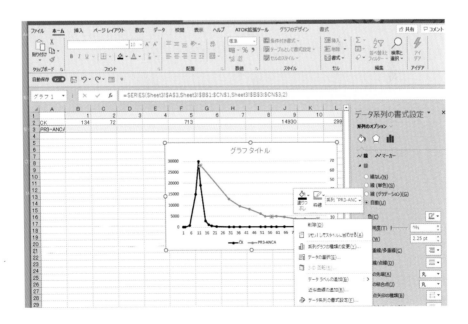

点や線を右クリックして，点や線の種類を決めていきます．片方は点線にしてみました．マーカーの形を変えるには，グラフ上で右クリック→「データ系列の書式設定」を選択→「マーカー」を選択→「マーカーのオプション」で「組み込み」を選択すると任意形に変更可能です．

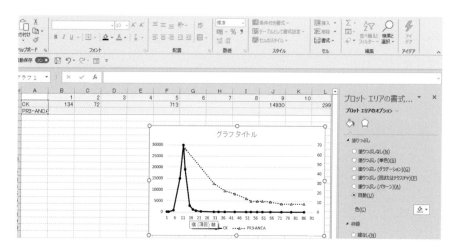

　軸には名前が必要なので加えます．ここまで作って，PowerPoint に貼り付け，凡例を動かしたり，縦軸や横軸の数値を入れたらほぼ完成です．
　その後，治療の推移などを入れると，下記のようになり，論文用として使えるものになります（本番では右の縦軸と左の縦軸を入れ替えました）．

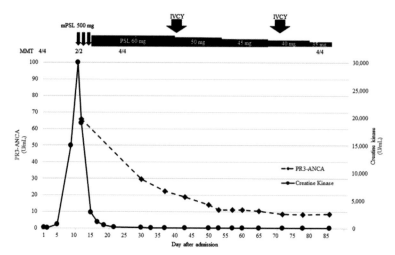

04 論文 Figure の作法
―写真編

引き続き「Figure の作法」，本章は写真についてです．

論文映えする写真を撮る 3 つのコツ

①絞りとコンデンサの調整
②ホワイトバランス
③スケールを入れて撮影する

　カメラに詳しい人ならわかると思いますが，光学顕微鏡では周辺は中心に比べて若干暗く，解像度が低いことがあります．周辺の暗さは，「絞り」と「コンデンサ」の調整でいくらか改善することができます（周辺の歪みはレンズの性能によると思います）．文献[1,2]などの顕微鏡の使い方を参照ください．

　これらの調整をきちんとするだけで，コントラストがくっきりしたいい写真が取れるようになります．病理検体を取り込むときはぜひ留意してください．

　ホワイトバランスもとっておきましょう．「白が白である」ために調整する機能ですが，通常のカメラについているオートホワイトバランスで大丈夫です（詳しい人からは，RAW 形式で撮ってフォトショップで補正できるから…という声もよく聞きます．確かにそうだと思いますが，元の写真がよいに越したことはありません．また，厳しい基礎研究などは加工前の写真の提出を求められることもあります）．

　最後に，できればスケールを入れて撮ってください．スケールが入っていれば，後になっても映っているものの大きさや長さを測ることができますし，画像の大きさを調整するときも問題なく行えます．もちろんゴミなどが写真に入っている

のは論外なので，プレパラートとレンズをきちんと拭いてから取り込んでください．

図表と矢印で見せる論文のコツ

　続いて，論文中の写真の掲載方法での注意点は次の3つです．

①1つのFigureに複数の図がある場合には大きさを揃えること
②白い部分の色が一緒であること
③必要な部分を図示してあること

　前章で登場した我々の論文[3]をもう一度ご参照ください．

　この論文のFigure 3，4は上記のコツを使って作っています（図1）．矢印は「査読者にここを見てほしいんだ！」というアピールです．コントラストのはっきりした色あいがよいでしょう．Figureの中でそれぞれの写真の大きさと余白が統一されていると，スッキリ見えます．

　最後にFigureには，Figure legendと呼ばれる図の説明が必要になります．1つのFigureに複数の画がある場合には，記号などをつけてわかりやすく説明するとよいでしょう．ちなみに矢印はArrow，三角はArrow head，塗りつぶされた矢印はClosed arrowと呼びます．

まとめ
▶ 可能な限り高像度で取り込む！
▶ 顕微鏡の絞り，光軸を調整していい写真を撮る！
▶ ホワイトバランスも忘れずに
▶ 大きさ，余白を統一するとスッキリ見える！
▶ 示したい部分を矢印などでしっかり図示する！

JCOPY 498-10915

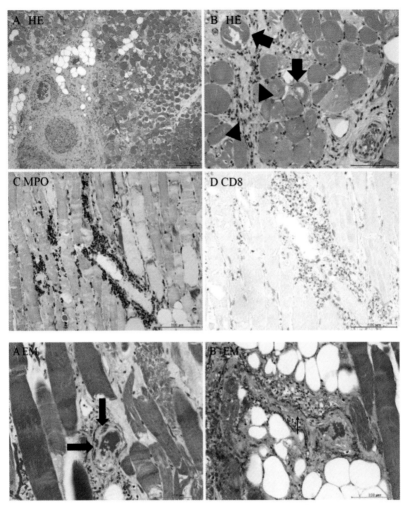

図 1●よい写真の例（Ojima Y, et al. Intern Med. 2018; 57: 1301-8[3]）

文献 1）オリンパス株式会社．その機能，使っていますか？〜光軸と絞りの調節〜．
　　　　https://www.olympus-lifescience.com/ja/support/learn/01/017/
　　2）株式会社ニコン．明視野観察の操作．http://www.nikon-instruments.jp/jpn/learn-
　　　　know/microscope-abc/microscope-observation/bright-field-observation-operation
　　3）Ojima Y, Nagasawa T, et al. Anti-neutrophil cytoplasmic antibody-associated vas-
　　　　culitis（AAV）restricted to the limbs. Intern Med. 2018; 57: 1301-8.

05 論文の症例報告！抜けやすい4点

　論文執筆時に最も苦労するのが本文だという人は多いでしょう.

　まずは,「本文」の中でも, 書きやすいところから始めていくと筆が進みやすいのではないでしょうか. 私のおすすめは, Material & Method と Result です.

はじめに Material & Method と Result を書こう

　最初に書くべきは Material & Method と Result です（症例報告ならば Case Presentation）. ここはドンドン筆が進む人が多いでしょう. なぜなら, 事実を淡々と書くしかない部分だからです.

　Material & Method と Result に比べると, Introduction は歴史的な背景や, 臨床上, あるいは研究上で問題になっている部分の記述が必要です.

　さらに, Discussion 部分では, 自分の意見をサポートするための補強として文献を引用して論ずる必要があります. また, 反対意見について示唆することや, 今回の研究の限界（limitation）について述べることも必要です.

症例報告の執筆は臨床経過を把握してこそ

　症例報告の執筆に悩む先生方は多いかもしれません.

　実際, 症例報告ならば, ○○歳の男性が, ××を主訴に来院し, バイタルサイン, 既往歴, 内服薬, 家族歴, その後に詳細な現病歴など…. さらには, 身体所見, 採血, 採尿, 画像診断, 治療した内容など, ざっと挙げただけでも12項目に及びます. そして最終的にはどうなったかが必要です. 骨子はこれだけです.

　症例報告を書くためには, 臨床経過がわかっていなくては書けません. そうすると, 03章で述べた臨床経過の図が大事になってきます.

　何を参考にすればよいのかと悩む先生方もいるかもしれません. これはズバ

JCOPY 498-10915

リ，New England Journal of Medicine の CASE RECORDS OF THE MASSA-CHUSETTS GENERAL HOSPITAL がおすすめです．

これはいつ読んでもワクワクします．

症例報告で抜けやすい4つのポイント

症例報告で，書いておいてほしいものの，抜けやすい部分は次の通りです．

症例報告で抜けやすい部分

①人種（海外雑誌に投稿するときは必須）

②身長，体重

③検査値の単位（論文によっては，単位が指定されていることがある）

④身体所見の陰性所見

人種によって，罹患率が異なる病気もあります．

身長・体重は，基本的で大事なパラメーターです．しばしば抜けていることがありますが，薬の投与量などの点からも大事なので，書いてあると好ましいでしょう．

そして，検査値の単位が抜けていると検査値となりえません．論文によって，単位が指定されていることもあるのでしっかりと確認しましょう．一般的ではない検査値は基準値も書いておくと親切でしょう．

特に，大事な部分として，身体所見の陰性所見が挙げられます．大した所見がないと，「The patient showed no particular findings.」の一言で済まされていることがあります．

しかし，たとえば「胸部に異常所見なし」と記載しているものと，「胸部に変形や傷跡はなく，皮疹なども認めなかった．胸部にはⅠ音，Ⅱ音は聴取するが，Ⅲ音，Ⅳ音は聴取せず．また，心雑音も認めなかった．肺野には wheezing, coarse crackle, fine crackle いずれも認めなかった」と記載されているものとでは，印象が大きく違うでしょう．やはり，後者のほうがていねいに診ている印象を受けるのは明らかではないでしょうか．

だからこそ，きちんと書いておくべきなのです．もし査読者から「こんなに書

かなくてよい」と言われたら，その時点で No particular findings にすればいいわけです．

　さらに，臨床経過を書き進めていくうえで「最初から異常所見があったんじゃないの？」というツッコミに対する予防策にもなります．NEJM の CASE RECORDS では，このあたりがとても上手に省かれています．そこはやはり最高峰の論文だな，と感じるところです．

> **まとめ**
> 論文の種類によって型がある！
> 抜けやすい部分は，身長・体重，検査値の単位，陰性所見の記載

JCOPY 498-10915

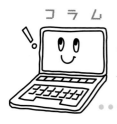

コラム

学会発表のコツ

　学会発表のノウハウについてはいろいろな意見があると思いますが，ここではスライドを中心に説明します．最近では『医療者のスライドデザイン』『学会発表，プレゼンに自信がもてるスライド作成テクニック』『レジデントのためのスライドのポイント』などのよい本が多く出ているので参考にしてください．

　発表時間はふつう 5〜7 分なので，スライドの数は発表時間（分）×2.5 枚程度までだと思います．それ以上だとテンポが速過ぎて，聞き手はついていけません．

　文字は大きく．色は白，黒，赤など 3 色程度までで作るのがベスト．個性的な色使いだと見苦しい．背景は白で OK です．個性は内容で出しましょう．

●1 枚目

　タイトルは抄録と同じにします（発表内容は変わってもよいですが，タイトルが変わるのはルール違反）．抄録は発表予告ではないので，まったく違った内容になってはダメです．解析が終わっていないのなら，次回の学会に出しましょう．

タイトル

@@病院　@@科
〇名前1．名前2
発表者が先頭，その後貢献度の高い順。
最後に所属している科のトップが普通
（誤字脱字に注意、悪目立ちする）

病院ロゴなど

●2枚目

場合によってはCOIのスライドを入れる必要があります．

病歴のスライドの1枚目を示します．実際はこれでもビジーです．常に，「25%に縮小しても読めるか」を意識してください．日本語だと6〜8行が現実的です．薬剤名は，一般名より商品名が通っている場合には，商品名を記載して®をつけます（最近は一般名でよさそうです）．発表時には全部を読む必要はありません（喫煙歴や飲酒歴など直接的に病態に関わっているところは読み，そうでないところは「ご覧ください」程度で十分です）．

症例

【患者】@@歳　女性
【主訴】呂律困難
【既往歴】高血圧
【家族歴】父：肝臓癌（アルコール性肝硬変）、母：急性心筋梗塞
【現病歴】
20@@年×月後半下腿浮腫出現、貧血精査のために他医消化器内科紹介となり上部・下部消化管内視鏡検査施行したが特記すべき所見を認めなかった。
20@@年×月△日　呂律困難が生じ、その後軽快増悪を繰り返していた。
20@@0月3日8日　午前2時頃ベットから起き上がられなくなり近医受診。精査加療目的に紹介となった。
【生活歴】喫煙　40本/日×40年、ビール　350/日　毎日
【職業】ミュージシャン
【内服歴】ドキサゾシン、アダラートCR®（商品名の時は®をつける）

●3枚目

身体所見などはできるだけ詳しい方がよいですが，文字が小さいと（私のように）老眼が入っている人には読みにくいです．強調したいところに色をつけるのはアリです．背景が白なのに文字が黄色などという読みにくい色はダメ．そう考えると，これまで見たなかでひどかったものとして，紫背景に黄色文字（ネオンサインじゃないんだから），緑の背景に赤文字（クリスマスか？　色弱の方もいるのでこの色はダメ），青の背景に黒文字（文字が読めない）などというのがありました．やはり白背景に黒文字が鉄板ですね．

JCOPY　498-10915

現症

- ●身長　@@cm　　体重　@@kg　（三ヶ月前と比較して+3.3kg）
- ●バイタルサイン
  - ・ JCS 1
  - ・ BT　36.6 ℃　　BP　170/69 mmHg
    HR　94回/min（整）　　SpO2 100%(RA)　呼吸回数は？
- ●身体所見（上から順に）
  - ・ 貧血、黄疸は？？
  - ・ 明らかなリンパ節触知なし
  - ・ 胸部　coarse crackles軽度　　心雑音なし
  - ・ 腹部　やや膨満、軟　　圧痛なし　側腹部浮腫なし
  - ・ 下腿浮腫著明
  - ・ 直腸診：明らかな腫瘤や血便触れず
  - ・ 構音障害あり、起立歩行障害あり
  - ・ 四肢麻痺なし

●4枚目

　写真や心電図は作法として入れましょう．循環器の症例などでは，心電図を適宜詳しくするなどの工夫は考えてください．たまに患者情報（ID），ひどいと患者名が入ったままのスライドを見かけることがありますが，これはNG．しっかりと注意しましょう．

　大事なところには「→」を入れたり，レーザーポインターで指し示します．

胸部写真、心電図

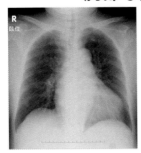

●5 枚目

検査結果のスライド.

現実的にはこのくらいの分量じゃないと認識できません. 異常所見だけを載せていたりするものを見かけることがありますが, 陰性所見も大事な所見なので入れましょう.

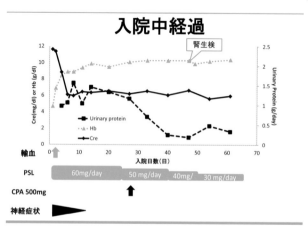

●6 枚目

グラフの書き方は別項を参照してください. ここは他のスライドの3〜4倍の時間をかけてプレゼンします. アニメーションなどを使ってもよいですが, 最後の状態を20秒程度は表示して, きちんと見てもらう必要があることは忘れずに.

●7枚目

考察もシンプルがベスト．10行も20行もあるととても読めません．特に，引用文献の入っているスライドは，見ている人がメモできる程度の時間配分であるべきです．

考察 1

- ・@@@@
- ・@@@@
- ・@@@@

（書きすぎが多いので、せいぜい6行まで削るだけ削る）

（スライドを25％まで縮小して読める字でなくてはダメ）

●8枚目

結論です（最近は「Take Home Message」なんて書いてあることもあります）．こちらも1/4まで縮小しても読めるレベルの大きさがベストです．

結語

- ・結論01

- ・結論02

引用文献（最後の頁に別に作ってもよい）

コラム

●発表に際しての注意点あれこれ

・制限時間オーバーは論外（単純に準備不足）.

・座長が自分のことを紹介してくれたときは自己紹介不要.　手元の抄録を見ても
　らえばよい.

・「恐縮ですが」とか「ご存じだと思いますが」という前置きは不要.　恐縮する必
　要はないし，みんなが存じていることならば最初からしゃべる必要なし.

・「ビジーなスライドですが…」はNG.　そんなスライドを作っている時点で最初
　からダメ.　見やすいスライドになるよう作り込もう.　ビジーで許されるのは「診
　断基準を載せる」場合であり，このときは満たす項目を赤にしたり，下線を引
　いて強調するなどしてわかりやすく伝える.

・オーベン好みのスライドを作る必要はなく，オーディエンス向きのスライドを
　作る.　もしオーベンに難癖をつけられたら（デザイン面），オーベンの発表スラ
　イドを見せてもらって，それに納得できたらオーベンの言うことを聞けばよい.

　上記はあくまで私のお勧めです.　内容で個性を出そうとして作ったものなの
で，さらにその先のレベルで圧倒的な個性を出したい人は，おもしろいデザイン
にトライしてみてください.

　世の中にはタイトルに「デザイン」という言葉を含む本は山ほどあり，それら
を読むといろいろ気付くことがあります.　ただし，よくコンサルが使うような見
栄えよく見せるためのスライドよりは，誠実に内容を伝えるスライドの方が私は
好みです.　アマゾンのジェフ・ベゾスの会議では，A4一枚で，パワーポイント
を使わせないらしいです.　これは本質的ですよね.

　そういえば経歴を詐称してニュースに出ていた人がいました.　ある程度人気が
あったというのは，内容よりも伝え方が重要だということを示唆しています（で
も，そこが科学としては問題です.　大事なのはあくまで内容です）.

JCOPY　498-10915

英語論文，
得意に変える良本5選

前章では，論文には種類によって型があり，ピットフォールも忘れずにと紹介しました．今回は，それでも「英語でつまずいてしまう」という方へのアドバイスです．

論文が書けないのは英語の問題じゃない

「英語がちょっと苦手」という人は多いですが，「じゃあ，日本語で論文を書いてごらん」といわれて書けることはほとんどありません．これは，論文が書けないのは語学力の問題ではないことを示していると思います（本当に魅力のある内容であれば，少々拙い英語でも読んでくれる人がいるのが世の中です）．

あれこれ考えて筆が進まないくらいなら，めちゃくちゃであっても，まず書くことをおすすめします．日本語で執筆，そして Google 翻訳や DeepL で英文に変換し，英文校正をかけて直していくほうがよっぽどよいでしょう．

本書は，読者が論文初心者であることを前提にしていますので，いささか乱暴な言い方ですが，まず書いてください．最初に書いた原稿は，下書きと言えるようなレベルではなく，落書きみたいなモノに感じるかもしれません．しかし，書いているうちに自然とうまくなるのです．

では，実際，どのくらいの長さの論文を書けばいいのかと聞かれることが多いですが，よい質問です．自分が参考にした文献の Material & Method，Result などの各パートの文字数を数えてみてください．まずは，それらと同じくらい書きましょう．直す素材がない場合には指導もできないので，まず書くことをおすすめしています．

「英語を勉強してから書きます」は NG

よく「英語を勉強してから書きます」という人がいますが，止めたほうがよいかもしれません．もちろん，基本的な会話なら慣れでできるようになりますが，英語論文を書くのであれば，英語で論文を書く練習をしないと書けるようになりません．書くことが練習です．

私も留学経験があり，英語論文も書いていて，留学先にいるときは "Your English is good" と言われましたが，これは英語ができないということです．日本語ができる人に「日本語が上手ですね」とは言わないですよね．たとえば，デーブ・スペクターさんやピーター・バラカンさん，セイン・カミュさんなどに「日本語が上手ですね」とわざわざ言わないでしょう．

もちろん，人によって到達できるレベルは違うと思いますが，本書を読んでいるのは「英語がちょっと苦手」という人でしょうから，まずは書くことがレベルアップにつながると思います．

それでも参考になるものが欲しいという人のために

それでも参考になるモノが欲しいという人もいるでしょう．私もその気持ちは痛いほどわかります．私自身も今までに多くの書籍を参考にしました．そこで，おすすめの書籍を紹介しましょう．

●論文執筆におすすめできる書籍 5 選
アクセプト率をグッとアップさせるネイティブ発想の医学英語論文
―プロ翻訳家が伝えたい 50 の基本動詞と読めるのに書けない英語表

(前平謙二，著　メディカ出版)

英語で読むときにも書くときにも役に立ちます．英語と日本語の違いがあるという前提で，英語のまま理解しようという発想の本です．読み込むと引き出しが増えます．

必ずアクセプトされる医学英語論文―完全攻略 50 の鉄則

(康永秀生，著　金原出版)

「書かなければ何も残らない」．この一言がすべてです．

JCOPY 498-10915

英文校正会社が教える英語論文のミス 分野別強化編

　　　　　　　（エディテージ，著　熊沢美穂子，訳　ジャパンタイムズ）
　英語論文の基本が書かれています．医学英語には，238〜253 ページの「症例報告のミス」が役に立ちます．「査読者のミス」も読む価値ありです．

英文校正会社が教える英語論文のミス 100

　　　　　　　（エディテージ，著　熊沢美穂子，訳　ジャパンタイムズ）
　お気に入りの本です．184 ページの「略していない Figure の後にピリオドは不要」といったことは，知っていればなんてことはありませんが，知らないとわからないものです．

時間がなくても，お金がなくても，英語が苦手でも，論文を書く技法
―臨床医による臨床医のための 3Step 論文作成術（木下晃吉，著　中外医学社）

　「あきらめないこと」「成功する人は成功するまであきらめなかった」．これらの言葉が心に響きました．

　どれも素敵な書籍で何回も読みましたが，読んだだけでは論文を書けるようにはなりません．私個人の見解ですが，自分で書くしかないと思っています．

　上記以外にも，『最新 英語論文によく使う表現』（創元社），『迷走しない！英語論文の書き方』（講談社），『ライフサイエンストップジャーナル 300 編の「型」でかく英語論文』（羊土社），『医学英語論文 手トリ足トリ』（医学書院），『ネイティブが教える日本人研究者のための論文英語表現術』（講談社）などいろいろな書籍がありますが，これらはあくまで手段であり，論文のネタを探したり構想するためには別の方策が必要でしょう．

まとめ
　むちゃくちゃでいいから，まずは書こう
　素材があれば直すこともできるし，英文校正を入れることもできる
　英語の勉強をするなら，論文を書きながら並行でやろう

覚えたい，論文の5つの基本骨格

本章では，Discussion の基本形となる型と Introduction についてまとめます．

Discussion─おさえておきたい5つの型

論文の執筆で，Discussion 部分は見解を述べるコンテンツです．そのため，他の部分に比べて自由度が高いでしょう．とはいえ，やはり相応の型があります．

論文の Discussion 部分における代表的な型5つ
①この論文のすごいところ（初めてのところ）を提示
②これまでの論文では…と，自身の論文に肯定的な意見や論文を引用
③これまでの論文では…と，逆に反対意見や異なる箇所がある論文を引用
④この論文での限界を述べる（limitation）
⑤結論を書く（シンプルなメッセージで OK）

Discussion 部分の執筆において，代表的な型を5つ挙げましたが，ここで実例を見てみましょう．我々の書いた腎梗塞についての論文[1]です．

本論文では，最初の3段落に結論が書かれています．そして，次項でフランスや台湾のグループとの比較が論じられ，Discussion は最後のほうに記載されている流れです．途中では，1年間，腎機能推移を追ったことが初めてということや，急性心筋梗塞と1カ月の死亡率がほぼ同様であることが書かれています．最後に，腎梗塞は稀であるが，心筋梗塞や脳梗塞と同様の致死性疾患の1つであると結ばれています．

Discussion では5つの型＋αが必要

Discussion には型があると述べましたが，Discussion 部分は多彩です．という

のも，指導医や査読者に，追加を指摘されることがあるからです．

　ただ，上記 5 つの型は，どの論文でも書いてあることが多いので，基本の骨格として覚えておくと論文がスムーズに書きやすくなるのは間違いないでしょう．

　そうなるとやはり，先行文献をよく知っておく必要があるので，論文執筆に勉強は欠かせません（21 章の Q13，Q17 も参考にしてください）．また，Discussion で大風呂敷を広げている論文をしばしば見かけますが，そのような論文は多いので，世界基準でみると大げさにみせるのが作法なのかもしれません．

Introduction を執筆するポイント 2 つ

　Introduction では，総論や先行研究を引用して，大まかに解説するのがトレンドです．そして，不明瞭な部分の問題を提示し，「この論文では○○の部分を明らかにするために研究を行った」と示すのが定番です．

　ある先生は，「Introduction の最後を見て，論文を読むかどうか決める」そうです．確かに，Introduction の締めを読めば，何についての論文かを瞬時に把握できます．テーマが興味深ければ，興味引かれる論文になると言えるでしょう．

　Introduction の執筆においては，以下のポイントを押さえておきましょう．

①Introduction の問いと Discussion の答えを対応させる
②Introduction で書いたことを Discussion で繰り返す必要はない

　あとは，指導医と査読者の意見を取り入れることで，より魅力的な Introduction となるでしょう．

まとめ

■ Discussion には 5 つの型がある
■ 実践では型＋αが必要
■ Introduction と Discussion は Q & A で対応するとよい

文献　1）Nagasawa T, et al. A case series of acute renal infarction at a single center in Japan. Clin Exp Nephrol. 2016; 20: 411-5.

08 論文でできる 医師の「外注戦略」は

　前章までで，論文に必要な大まかなパーツが揃いました．今回からは，引用文献など，論文執筆における細部もチェックしていきましょう．

引用文献（Reference）に使えるおすすめソフト2つ

　Reference は，引用文献のことです．論文の作法として，引用文献は「……と言われている（1）.」のように記載します．

　この文末に付いている（1）のように，それを誰が言ったのかを明記します．そして引用文献のフォーマットが論文ごとに実にいろいろあるのです．たとえば，出てきた順に 1, 2, 3…と並べる場合もあれば，筆頭著者名のアルファベット順に並べる場合もあります．

　さらに雑誌の引用方法も Vancouver 式や APA 式など，科学のジャンルの雑誌だけをとってみてもさまざまです．医学論文は Vancouver 式が多い気がしますが，記載する著者は最初の3人とか6人とか，様々な指定があるので大変です．さらに，論文を修正していく過程による加筆や削除で，引用文献の順番が変わることがしばしばあります．

　そのため，引用文献に関しては専用のソフトを使いましょう．無料の Mendeley，もしくは，定番の EndNote がおすすめです．

　両者とも文献管理＋論文作成支援の機能があります．私は，デスクトップ PC とノート PC に Mendeley を入れて，クラウドで同期しています．

　両者ともに Word へのアドイン機能があるので，ワンタッチで論文に引用文献を挿入することが可能です．この機能を使うには，論文を取り込んだ時に Mendeley もキチンとした書式にしておく必要があります．

　デメリットは，Word 以外のテキストエディタではこの機能が使えないことです．また，2020 年 3 月時点では，Office Online（オフィスオンライン）の Word

JCOPY 498-10915

には非対応なので，注意が必要です．論文を書く際のテキストエディタが限られ
ている点は，今後改善してほしい部分です．

文献管理ソフト Mendeley の使い方

Mendeley について，簡単な使い方を紹介します．

●Mendeley の使い方

①Mendeley を Word にアドインする．

②Mendeley を Word にアドインした状態で，参考資料を選び，Insert Citation を
選択する（図1）．

③検索窓が表示されるので，引用したい文献を入力する（First Author やタイト
ルなど）と，引用文献が挿入される．

④論文を書き終わった後に，Insert Biography を押すと，脚注が作成され，アウ
トライン形式で引用文献が表示される．

　Mendeley は，以上のようにお手軽に使用できます．詳しい使い方は東京大学
のサイト[1]を参考にしてみてください．

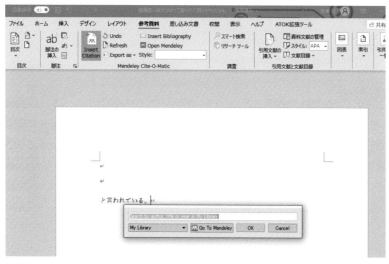

図1●

●Paperpile に乗り換えたわけ

本書初版の執筆時には上記のように Mendeley を使っていましたが，次のような理由で現在は Paperpile というソフトに乗り換えています．

①Mac との相性が悪い？

私は，職場では Windows，自宅では Mac の環境で仕事をしているのですが，Mac との相性がイマイチになってきました（よく落ちる）．

2020 年後半にソーシャルな機能が停止（これは影響少ない）．

2022 年夏にはデスクトップ版がインストールできないとのアナウンスがありました（これは撤回されて，インストールはできるが，これ以上のアップデートはされないこととなりました（https://service.elsevier.com/app/answers/detail/a_id/36978/supporthub/mendeley/kw/Mendeley+desktop/p/16075/）.

これに加えてさらに大きな変化が訪れます．

②iPad アプリがなくなった

これはとても大きな要素です．私は文章の校正などは iPad で行っていて，ゴロゴロしながら iPad で文献を読むこともあるのですが，iPad を買い換えたとき，なんと Mendeley の iPad ソフトがなくなっている‼︎ことに気づきました．どうやら Papership というソフトで代替できるという話も見かけたのですが，なかなか食指が動かず……他のソフトへの乗り換えを考えるようになりました．

③Zotero があまり合わなかった

ネット上で話題の Zotero という論文管理ソフトを試しに使ってみたのですが，イマイチ相性が合いませんでした．……まあ，こういうのはフィーリングが大事なので．

さて困った，やはり Endnote かなぁ……というときに見かけたのが Paperpile でした．

私が論文管理ソフトに求めることは
- タグ付けなどによる論文の整理
- フォルダによる整理
- Word のアドイン

JCOPY 498-10915

くらいです．これらはたいていのソフトでできることですが，Mendeley はこの引用文献のデータというか書誌情報がイマイチだったのです（最終的には校正サービスで調整してもらっていました）．

しかし Paperpile には Auto-Update という機能があり（図2），こちらを使うとかなり正確にデータを取り込んでくれます．これが決め手になりました．

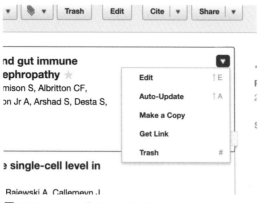

図2●Paperpile の Auto-Update

また，Chrome のプラグインを入れると，論文のページから簡単に取り込んでくれます（図3）．

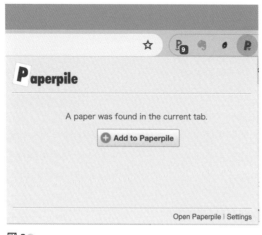

図3●

PubMed からも取り込んで簡単に出力できます（図4）.

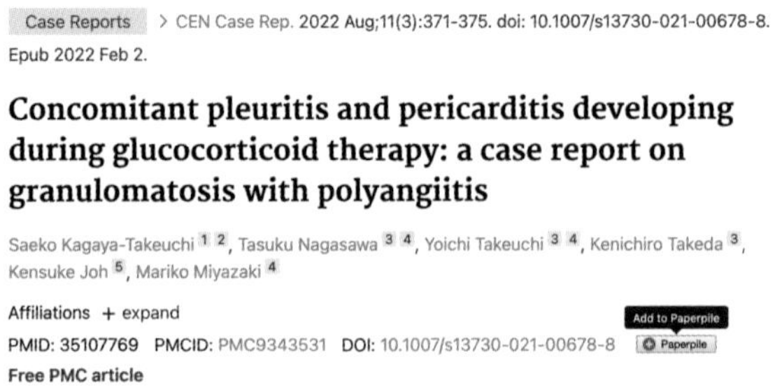

Case Reports > CEN Case Rep. 2022 Aug;11(3):371-375. doi: 10.1007/s13730-021-00678-8. Epub 2022 Feb 2.

Concomitant pleuritis and pericarditis developing during glucocorticoid therapy: a case report on granulomatosis with polyangiitis

Saeko Kagaya-Takeuchi [1] [2], Tasuku Nagasawa [3] [4], Yoichi Takeuchi [3] [4], Kenichiro Takeda [3], Kensuke Joh [5], Mariko Miyazaki [4]

Affiliations + expand

PMID: 35107769 PMCID: PMC9343531 DOI: 10.1007/s13730-021-00678-8
Free PMC article

Add to Paperpile
Paperpile

図4●PubMed からの取り込み

　Microsoft Word へのプラグインもあり，ワンタッチで引用文献を挿入できます（まだ十分に使い込んではいませんが）.このように，必要最低限の機能はありました.使い方にもよりますが，これが約＄3/月で使える（支払いは年一括）のは安いと思います.

　まあ，たかが文献管理ソフトなので，究極的には何を使っても一緒ですが，そうであればストレスなく使えるものの方がいいかなと思います.もっとよいサービスがあれば乗り換えればよいだけですから.

外注戦略―論文の最終チェックのポイント

　論文執筆の最後の段階での話となりますが，各工程のチェックポイントを下記にまとめます.論文全体のチェック，英文のチェック，Reference のチェックは，業者に外注するのがよいでしょう.

①英文校正

　英語はネイティブにチェックしてもらった方がよいです.これは，英文で書くときは必須だと思ってください.ネイティブ並みに英語が書けるのなら，そもそも困らないのですが….

②フォーマット調整

　Figure や Table も，さまざまなフォーマットに対応する必要があります.特に

JCOPY 498-10915

Table は，Word ファイルで本文の後に入れたり，PowerPoint で出力したりとさまざまなので，投稿規定をよく読む，あるいは，その雑誌に投稿したことのある先輩などに聞くことが必要です．

　フォーマットの問題は大切とはいえ，本質的には重要な要素ではありません．

③Reference のチェック

　Reference のフォーマットも投稿先によりさまざまですので，対応が必要です．

　最近はいろいろなサービスが展開されていて，「定額で何回でも校正します」，「引用文献のフォーマット調整なども行います」など，気の利いたサービスもあります．

　私がよく使うサービスが，Editage[2]です．

　最初に利用したときに特に問題がなく，英文校正を何回かけても文字数が超過しなければ追加料金がかかりません．さらに，フォーマット調整（引用文献の調整が入る）が 1 年以内であれば無料というメリットもあるため愛用しています．

　もちろんこの他にも，同様のサービスを運営している会社があります[3-6]．各サービスによって，特徴があると思いますので，自分にあったところを探してみてください．

　また，大学などにいる人は学内でネイティブチェックが受けられるサービスがあるかもしれません．しかし，ネイティブチェックを受けたにもかかわらず，英語部分を指摘されると気まずい人もいるでしょう．その点，相手が業者であれば，「代金を払っているんだから，きっちりやってほしい」と要望を伝えやすいこともあるかもしれません．そのため，好みによって外注先を検討することをおすすめしています．

やはり，論文執筆にモニター 2 画面は必須

　本書は Tips なので，より便利にするには，ということになると，12 章で紹介するように，2 画面のモニターが最低でも必要になると思います．

　特に，論文を引用する際には，右画面は Mendeley で文献を読みながら，左画面は Word で本文を書いて，文献を挿入することができます（Mendeley の場合，

Word と連携して引用論文を追加できます).

　Reference も，引用 Word を画面一杯まで広げて，細かくチェックすることになります.

まとめ

- Reference はソフトを活用
- 細かい部分は外注ですすめる
- 論文における細部の確認は 2 画面あった方がベター

文献　　1) 東京大学情報システム部情報基盤課. https://www.dl.itc.u-tokyo.ac.jp/manual/guidance_mendeley.pdf
　　　　2) https://www.editage.jp/
　　　　3) 翻訳センター. https://www.honyakucenter.jp/
　　　　4) 校閲依頼.com. https://www.english-edit.jp/
　　　　5) プロ・エディット・ジャパン. http://www.proeditjapan.co.jp/
　　　　6) ThinkSCIENCE. http://welcome.thinkscience.co.jp/kousei-editing?gclid=COn51uvj3tMCFQqjvQodvQcOHw

先生は守れてる？
論文記号の作法

　前章では，引用文献（Reference）までを紹介しました．しかしこれだけでは，まだ論文のパーツが足りません．

　今回は，Table legend と Figure legend についてまとめていきます．

legend に必要な 4 つの要素とは

　02 章で少し触れていますが，legend とは図表の説明文です．論文中には Table や Figure の下に文章がありますよね．これを Table legend, Figure legend と呼びます．

　投稿規定にもよりますが，図表は ppt 形式や jpg 形式での提出を求められるのに対し，Table legend や Figure legend は本文中に入れ込むことが多く，だいたいは Reference の後に挿入します（ジャーナルによって違うので，投稿規定を熟読することが大事です）．

　Legend に必要な要素のポイントは，次の 4 つです．

①この Figure は何を示した図か（例: どこの臓器の切片で，どんな染色をしたか）
②略語の説明（すべての略語は，最初に記した時点で説明が必要）
③＊や† が何を示すか
④矢印や arrow head が何を示すか

　何回も載せていますが，我々の論文[1]の図表などが参考になるかと思います．

　図表だけで伝わるように，と 02 章で書きましたが，正確には『図表と legend だけ』で伝わるようにするとよいでしょう．

細部にこだわってこそ—legend で使う記号の作法

Legend の中で使われる記号には，ある程度の作法があります．記号の順序は，以下のようであることが多いです．

> ① ※あるいは＊（アスタリスク）
> ② †（ダガー）
> ③ ‡（ダブルダガー）

筆者は，留学中にボスから上記のように教えられました．確かに海外ではこのように使われているようです．さらに，これらの記号を重ねて，「＊＊」や「††」と使用している論文も見かけることがあります．

他に図表中の記号として，よく矢印が使われます．

> ① ➡ （黒で塗りつぶした矢印）: closed arrow とよぶ
> ② ⇨ （白抜きの矢印）: open arrow とよぶ
> ③ ▲ （三角記号）: arrow head とよぶことが多い

一方，グラフで使われるのは，次のような記号です．

> ① ○ (open circle)
> ② ■ (closed square)

論文内において，△記号はあまり見かけませんが，▲（arrow head）と紛らわしいからかもしれません．

折れ線グラフなどでは，実線は「solid line」，点線は「dotted line」です．この他に破線は「dashed line」とよばれています．このあたりの記号や読み方は，知っていれば簡単なので覚えておきましょう．

JCOPY 498-10915

論文の習慣―セクションごとにページの改行が必要

本書のはじめに紹介しておくべきことでしたが，論文を書くにあたり，下記の3つのルールがあります.

- フォントの種類は Times New Roman
- フォントの大きさは 12pt
- ダブルスペース

使用フォントが決められているのは，文字化けしないためだと思ってください.

また，ダブルスペースがわからない方のために説明しておきます．ダブルスペースとは，Word で，ホーム→段落→行間，とあるところの行間を 2 行にすることです（図1）.

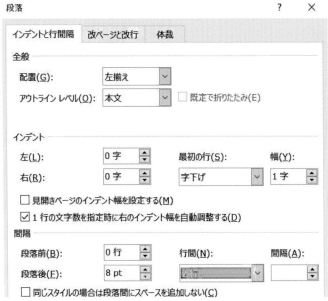

図1●行間を2行にする方法（ダブルスペース）

これはおそらく，PCが使われる以前に，校正を行間に入れるために間隔を広くしていた慣習が残っているのではないかと筆者は思っています．論文はそういうフォーマットで書くモノのようです（先日も学会の会場で，ベテランの先生が査読中の論文を手にしていましたが，このようにプリントアウトする人がまだまだいることを考えると，このフォーマットが必要なのでしょう）．

あとは，各セクション，つまり以下のところで改ページを入れましょう．

- タイトルページ
- Abstract
- 本文（IntroductionからConclusion，Acknowledgements）
- Reference
- Table legend
- Figure legend

改ページはWordで，挿入→ページ→ページ区切りを選択すると挿入できます．

 まとめ

> 本文中（referenceの後）にFigure legend，Table legendを入れる必要がある
> 図表で使う記号にも作法がある

文献　　1）Ojima Y, Nagasawa T, et al. Anti-neutrophil cytoplasmic antibody-associated vasculitis（AAV）restricted to the limbs. Intern Med. 2018; 57: 1301-8.

JCOPY 498-10915

10 論文の作法，謝辞で気をつけること

前章では，Table legend と Figure legend についてまとめました．

今回は倫理申請，Acknowledgements，利益相反について確認していきます．

倫理申請—実際のジャーナルを例に確認

最近では，ほとんどすべての論文で，施設内審査委員会（Institutional Review Board）などの承認番号が必要ですので，忘れないようにしましょう．

たとえば，腎臓学会のジャーナル（https://www.jsn.or.jp/journal/）ならば，次のように明記されています．

---

(1) 臨床研究（観察・介入）に関する論文は，倫理審査承認番号の記載が必要です．倫理審査承認番号の記載のない投稿論文は，2013年1月1日以降受付られませんのでご注意ください．

(2) 臨床研究（介入）に関する論文は，公的な臨床試験登録機関への登録番号を記載してください．登録に関する詳細は，医学雑誌編集者国際委員会（ICMJE）の http://www.icmje.org/#clin_trials をご参照下さい．

臨床試験登録機関例：
 ・http://www.clinicaltrials.gov/（臨床試験）
 ・http://anzctr.org.au（オーストラリアの臨床試験登録）
 ・http://isrctn.org（ISRCTN 登録）
 ・http://www.trialregister.nl/trialreg/index.asp（オランダ・トライアル登録）
 ・http://www.umin.ac.jp/ctr（UMIN 臨床試験登録）
 2015年1月1日以降，公的な臨床試験登録機関への登録番号の記載のないものは受付できませんのでご注意ください．

Informed Consent and Animal Welfare なども，施設からの認定および論文内へ記述が求められることがほとんどです．

症例報告などによっては，患者さんご自身の同意書が必要になることもあるので，病院の倫理委員会，事務局などと協力して，必要な場合はしっかり行うようにしましょう．

2018年4月に臨床研究法が施行されています．「こうすれば大丈夫！」という

シンプルな答えはありませんが，各施設でしっかりと検討して，きちんと倫理委員会を開き，承認された証明を出すようにしましょう．

　なお，論文を出すときには，倫理申請の承認書のPDFを提出する必要があることが多いです．

Acknowledgements で伝えたいこと

　Acknowledgements は，お世話になった人への謝礼を述べる部分です．つまり，以下に説明するいずれかの著者にはなれないけれど，貢献度が高い人を入れています．

　論文の著者になるには，実は結構厳しいところもあり，論文によってはアイデアは誰々，データ収集は誰々，解析は誰々，論文を書いたのは誰々といったことを明記する必要があります．

　共著者（Co-Author）も論文の内容に責任をもつ必要があるため，貢献していないのに共著者になることは，本来は認められません．世の中，いろいろな事情はありますが，原則は「論文に貢献のない人は共著者になれない」と思っていてください．

　一般的には，First Author（最初に名前がある人）が最も貢献度が高く，続いて2番目，3番目…となっていきます．慣例的にはLast Authorはチームのトップがなる場合が多いです．また，論文のやりとりなどの責任をもつのはCorresponding Authorとなり，First AuthorやLast Authorである必要はありません．

　我々の論文では，貢献度が高い方として，画像を作ってくれた放射線技師，病理切片を作ってくれた病理技師，家系図を作ってくれた認定遺伝カウンセラー，論文を書くためのアドバイスをくれた医師などがAcknowledgementsに入っています．

利益相反―あてはまる人は申告必須

　最近は学会でも提出を求められるのが，利益相反（COI: Conflict Of Interest）です．

　企業の大株主ではないか，役員になっていないか，どこかの会社から報酬を受けていないかなどを申告する必要があります．必要のない人がほとんどですが，

ある人はしっかり申告しましょう.

　利益相反の申告は Co-Author も必要な場合がほとんどなので，しっかり投稿規定を読み込んでください. 別紙での提出が必要な場合などもあります.

まとめ
- 倫理申請は忘れず行う
- お世話になった人は Acknowledgements に書く
- 利益相反を確実に申告する

論文投稿，
抜け漏れチェックリスト

　前章までで，倫理申請，Acknowledgements，利益相反（COI）の紹介が済みました．本章では論文執筆の最終段階として，Cover Letter（Chief Editor への手紙）について確認します．

話を盛って問題なし—Cover Letter を用意しよう

　初めて論文を書く人は知らないかもしれませんが，Cover Letter は論文の**自己推薦文**です．フォーマットはだいたい決まっていて，次のような内容を書きます．

●Cover Letter のフォーマット例

Dear, 名前
　Editor-in Chief of 雑誌名

　この度は，私の論文を貴方の雑誌に投稿できて嬉しいです．
　"○○○○" というタイトルであり，要旨はこういうモノで［簡単な説明，だいたいは Abstract を縮めたものを記載］，臨床的にとても意義があります［ケースレポートなら，とても珍しいなどの説明］.

　この論文を載せると，世界の医療に貢献できて，貴方の雑誌の価値も上がるし，今後引用されるポテンシャルを持っています．
　これこれの Referee を推薦します［自分に好意的な評価をしてくれそうな人 2〜3 人の，名前，所属，職位，メールアドレスを含む連絡先を書く］.

　もちろん，他のところへの投稿などもしていないので，二重投稿の心配などはありません．
よろしくお願いします．
　Sincerely,
　投稿者名

　「歯が浮くようなことは書けない！」というご意見はもっともですが，Cover Letter はそういうモノですので，少々話を盛りすぎであっても，盛りましょう．
　実際には，Cover Letter にどれだけ意味があるかはわかりません．査読のスタ

イルがブラインドだったら意味がないかもしれません．それでもやはり，名前が売れている人が書いたモノの方が通りやすい印象は厳然とありますので，Cover Letter は書いた方がよいです．必要なければ使わなければいいわけですから．

いよいよ最終確認—チェックリストでモレ，ヌケ防止

ここまで揃ったら，最後に投稿に必要な書類を確認しましょう．チェックリストを下に示します．親切な雑誌だと，このようなチェックリストがダウンロードできることもあります．

投稿に必要な書類のチェックリスト

□本文（英文校正済み）

□ Table（英文校正済み）

□ Figure（英文校正済み）

□ Cover Letter（英文校正済み）

□倫理委員会の承認書（必要時）

□サイン入りの COI（必要時）

□その他，投稿規定で必要だと書いてあるもの

必要書類のチェックができたら，本文の中身がすべて揃っているかをキチンとチェックしましょう．

論文の中身のチェックリスト

□タイトルページ（著者の名前，所属，連絡先などが全部入っているか，Corresponding Author の連絡先が入っているかを再確認）

□ Abstract（keyword を忘れずに）

□ Introduction, Material and Method（Case Presentation）

□ Result

□ Discussion

□ Reference

☐ Acknowledgements
☐ COI
☐ Informed Consent（Material and Method に入れることもあり）
☐ Figure legend
☐ Table legend

　投稿規定のチェックも忘れずに行いましょう！　規定によっては，Table を本文の最後に組み込むときもあります．

　また，Table と Figure に関しては次の 3 点をチェックします．

①解像度は 600 dpi 以上あるか（1200 dpi 以上がオススメ）
②見て一目でわかるか
③文字の大きさが十分か（25％に縮小して読めるか）

　当たり前ですが，Table が 2 ページにまたがっているなんてことは避けましょう．

　その他に，「COI などには，直筆の日付とサインを忘れない」ことも押さえておきましょう．

まとめ
Cover Letter を作ろう！
投稿用に必要な書類をキチンと整理する

12 秘策！論文の効率化にお勧めのツール

12章と13章では，論文執筆を効率よく実践するためのハード（機器）を紹介します．

モニターの縦並びで生産性アップ

論文を執筆し始めた頃は21インチモニターを使っていましたが，画面サイズ不足は間違いありません．

論文の執筆時には，Figure の調整や Table を見ながらの作業が発生します．やはり，これらの作業において，2画面はほしいのが本音です．

そこで現在は，EIZO の EV2455（24.1 型）を2つ並べて使っています（EV2455は 2017 年に生産終了になり，後継品が出ていますが，いまだにこれを愛用しています．時代の流れは速く，30 インチを超える曲面のディスプレイなども手頃な値段で手に入るようになってきました）．この「デュアルモニター」で，劇的に生産性が上がりました．

最初は，図1のようにモニターを横向きに2つ並べていましたが，現在は，アームで吊り上げて縦向きに2つ並べています（図2）．

縦長のほうが論文全体を見るのが楽です．いちいち Alt + Tab キーでアプリケーションを切り替えるよりも簡単です．

ラップトップPCだけで執筆している人もいると思いますが，きっと頭の中で，2画面分の処理をできるんだろうと感心しています．

デュアルモニターのメリット・デメリット

上記に加えて，Figure や Table の微調整には画面が大きいほうが見やすいので，これもデュアルモニターの大きなメリットだと思っています．

一方，デュアルモニターのデメリットは，やはり持ち運びが難しいことです．

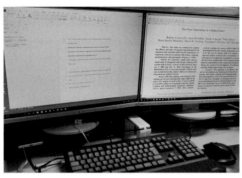

図1●デュアルモニター横並び

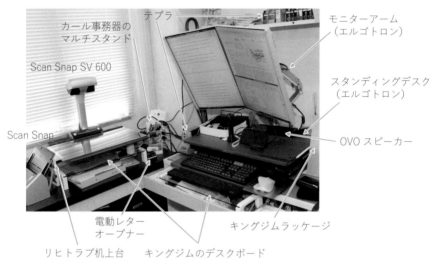

図2●デュアルモニター縦並び

以前は HDMI ケーブルをノート PC と一緒に持っていき，ホテルの TV に差し込んで，2 画面で作業していました．しかし，最近は，ホテルの TV で入力切替できないことがほとんどです（なんででしょうかね？）．

　2 画面での作業はデスクで，それ以外の仕事は外でしていましたが，今はできるだけ仕事を外に持ち出さないようにスケジューリングしています．

　あきらめきれずに，キックスターター（Kickstarter: クリエイターがプロジェクトを実現するための資金を世界中から募集できるファンディングプラットフォーム）に表示されていた The on-the-go dual screen laptop monitor に出資

JCOPY 498-10915

してみました（13章へ続きます）.

作業効率が爆上がり！ 入力デバイス選びのポイント

　私は論文の執筆環境として，ロジクール Mx Master（マウス）を使っています．ネット通販のセール時に 10,000 円前後で購入したのを覚えています．さらに進化した Mx Master 2S が 2017 年に出て，やはりこちらも満足度が高かった．2019 年には Mx Master 3 が発売されてスクロールホイールがゴム製からアルミ製になり，使い続けるとベタベタするということが改善されました.

　世代の違いかもしれないのですが，私はタッチパネルで精密な操作ができないので，マウスを使っています．ロジクール Mx Master は，評判のよいマウスだけあって，満足度が高いです．また，親指下のボタンをアプリケーションの切り替え（Alt＋Tab）に割りあてると便利です．

　キーボードは PFU のハッピーハッキングキーボード（HHKB）を使っていましたが，テンキーで入力する作業が多いので，東プレ REALFORCE を使用しています．最近，東プレと PFU のコラボ製品が出ました．キーボード選びにおいて，実用面で考えるポイントはテンキーの有無だと思っています．

　テンキーだけならば，東プレの方が高級ですが，計算機の機能はありません．そのため，カシオの S100 が USB か Bluetooth で接続できれば最高です．作業効率面で最高の組み合わせは，HHKB と計算機つきテンキーのセットでしょう．

　論文を書き上げるためにはかなりの文字数を入力するので，キーボードによって，作業効率が大きく違ってくるものです．キーボードもマウスも耐久性が高いですし，それなりの商品に投資する価値はあると思います．いちど高級なキーボードで入力すると病みつきになるでしょう．そのくらい違います．

　もちろん，音声入力が進めば，より効率的に論文が書ける可能性があるので，今後に期待したいところです（2020 年時点ではこう書きましたが，現在では一部で使用しています．Word でも Google でも音声認識はかなり進化していますが，タイピングの方が早い，話し言葉と書き言葉が違うために校正が必要になるなどの理由から，結局はアイデア出しのときや，ダラダラして座りたくないときにベッドの上で使うくらいです）.

　論文にかけた時間は回収できないので，時間をお金で買う発想で動いています.

まとめ

- 2 画面は便利！
- 入力デバイスも一考の余地あり
- 論文に書けた時間は回収できないので，時間をお金で買う

JCOPY 498-10915

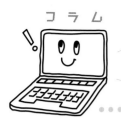

実践的なデータの集め方

グラフを作ろうと思っても，まずデータがなくては作れません．実際に労力がかかるところはデータ集めです．

最近では OCR などが進化しているので，うまく使える人は活用すればよいと思いますが，実際のところ大部分は泥臭い作業が必要です．

RCT などのデザインされた研究では，どのようにデータを集めていくかはあらかじめ決められ，入力方法も吟味されますが，初学者がそういう研究で論文を書くことはないので，実際にはカルテから拾っていくことになります．この辺は要領の差がかなり出るところなので，そのコツをお教えしましょう．

数例であれば，エクセルで十分で対応できます．

下のように時系列に並べていくのがよいでしょう．

	ファイル	ホーム	挿入	ページ レイアウト	数式	データ	校閲
	I8	▼	✕ ✓ fx				
	A	B	C	D	E	F
1	Case01	1月1日	2月3日	5月1日		
2	BW					
3	sBp					
4	dBP					
5	HR					
6	LDH					
7	Cr					
8	BUN					
9						
10						

検査結果をエクセルや CSV で打ち出して取りこむことができればベストです．

次善の策としては，CSV のデータをエクセルの特定の場所にペーストすれば自動的に入力が完了する仕組みを創り上げることですが，マクロの知識などが必要ですし，エクセルの関数を熟知する必要もあります．

まちがった入力をしてしまうと全体がおじゃんになるので，できるだけ転記を避けることが大事ですが，どうしても入力しなければいけない場合には，入力範囲を制限するという手があります．

　たとえば，sBP の値を入力するときに，下のように 20〜300 の範囲しか入力できないようにしておけば，明らかなミスである「1200」などを入れるとエラーメッセージが出るわけです（ただし，ちょっとした間違いには対応できません）．

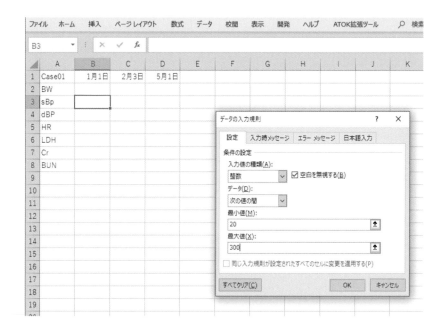

　また，たとえば，嘔吐という欄を作り「あり」「なし」の場合には次のようにしておくとプルダウンで選べるようになります．

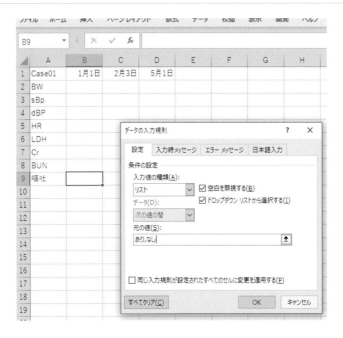

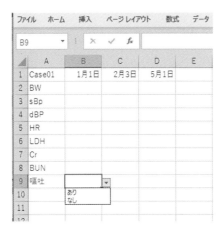

　これがなぜ大事なのでしょうか？

　エクセルの関数では「検索条件に合うセル」を数えたり，計算していくことになります．そうなると，「男性」を表す「M」「Men」「男」「男性」「♂」はすべて「異なる文字」として認識されます．これでは集計や計算ができなくなってしまう

ので，1 通りしか入力できない工夫や転記入力時のミス防止のために範囲の限定
などが重要になってくるのです．

　余裕がある人は「フォーム」を活用したり，アクセスやファイルメーカーなど
のデータベースソフトを使うのもありですが，この「範囲を指定する」「プルダウ
ンで選ぶようにする」という方法はエクセル作業の強力な助けになるので，ぜひ
活用してください．

　ちなみに，2017〜2018 年に腎臓学会で行った「腎生検のアンケート」の"中の
人"は私でした．紙ベースで行うという当初の流れに猛反対して，Web ベースの
アンケートフォームの採用を進言しました．導入してくださった虎の門病院の乳
原善文先生の英断に深く感謝します．このお陰で非常に解析しやすいデータを揃
えることができました．最初からうまく集めることは無理だと思いますが，集め
る前にちょっと立ち止まって考えてください．他にも，IgG4 関連腎疾患の仕事で
も Web ベースのアンケートにしました．おかげでデータを扱う側の手間がかな
り減っています（データのクリーンアップがある程度済んでいるわけですから）．
　紙ベースのアンケートがくるとゾッとします．原本の保管，転記の手間と精度，
郵便料金の値上げを考えると，そろそろ見直したほうがいい時期だと思います．

JCOPY　498-10915

13 論文執筆の効率化
―指導医の裏技は

12章に引き続き，効率よく論文執筆するためのハードについて紹介します

ノートPCはデュアルモニターにできるか

2018年末に，ノート（ラップトップ）PCに装着する外部ディスプレイ「Duo」を購入しました（途中で名称が変わり，現在は「DUEX」となっています）．

この製品もしっかり活用しており，解像度がよく，軽いのが便利です．ただし，問題が3つあります．

1つ目の問題点は，私が現在使用しているレッツノートCF-SZ6に，このDUEXをマグネットでくっつけて開くと，重みで傾くことです．CF-SZ6が929gであるのに対して，DUEXは1.5ポンド＝600g強あり，くっつけると傾いてしまうので，Flip Standで横に置いてあります（図1）．

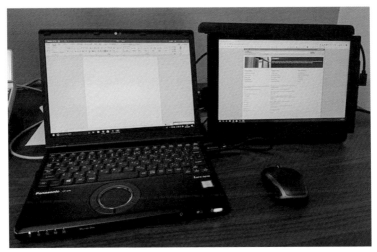

図1●DUEX（右）

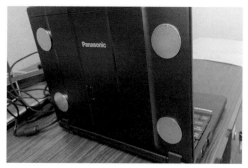

図2●DUEX をつけるためのマグネットを
装着した状態

　2つ目の問題点は，マグネットが格好悪いことです（図2）.

　買ったとき Web ページで見たデザインと違って，マグネットが大きすぎる！
付属の両面テープでくっつけましたが，非常に格好悪くなりました.

　3つ目は，質感がチープなことです．電子書籍リーダーの Kindle みたいな感じ
です（Amazon に恨みはありません）．なので，スタイリッシュなラップトップに
合わせたい人には不向きでしょう.

　別のクラウドファンディングで，「Vinpok Split」というモバイルモニターが出
ているようです．興味のある方はいかがでしょうか.

　このあたりは，技術革新があれば5年後にはまったく別の解決法が登場するか
もしれませんね．たとえば，VR とか，ディスプレイを折りたためるとか丸められ
るとか.

　「じゃあ，iPad を使って，アプリの Duet Display で2画面にすればいいじゃな
いか」という意見もありますが，そのためにノート PC と同程度の値段がする iPad
を買うというのはコストパフォーマンスが悪いと考えています．（ここまでは
2018 年に書いたのですが，2019 年になって Mac では Sidecar という機能で無線
で iPad をデュアルモニターとして使えるになったりと，日進月歩です．ただし，
Windows マシンでは Sidecar は使えないようです〔2020 年3月時点〕．Windows
マシンでも使えるようになるとベストですが….）

AC アダプタの軽量化

　Darts という小型の AC アダプタがあります.

　レッツノートは軽量, 頑丈, バッテリーの持ちがよい, の3点が気に入って使っていますが, 軽量とは言っても AC アダプタの重さが200gあるので, 総重量は1kgを超えます.

　それに対して, この Darts の重さはなんと85g！　これならば, アダプタを入れても1kg未満！　素晴らしい！と思ったら, レッツノート非対応なのです.「1000種類以上のノート PC に対応」と書いてあるのですが….

　Anker 社の PowerPort Atom PD1 など超小型で給電できるものが出ていますし, 最新版のレッツノートは USB-C にも対応しているので, 将来はもっと荷物が軽くなる可能性があります.

　2020年3月の時点で, あっという間に USB-C が普及してきて, 高速充電ができるようになりました. また, DUEX に関しては, Mobile Pixel DUEX PRO で検索すると売っているところが見つかります.

デュアルモニターの進化 & 左手デバイス

　本書初版の執筆時には, 前述のように DUEX を使っていましたが, ある日全く動かなくなりました. 電源を入れてもうんともすんとも言わないのです (モニターはしゃべりませんが).

　この4年間で, モバイルモニター市場はかなり充実しました. 15インチで10,000円程度のものもたくさんあります. どうしても多機能なものがほしくなりますが, 私に実際に必要なのは

- USB-C ケーブルで接続できること
- 軽いこと
- 色が綺麗なこと

の3つだけでした. 2泊3日ぐらいの出張に耐えられれば十分なわけで, ホテルで書き物やスライド作りの作業をするだけです(たまに動画の編集などもありますが).

　このニーズに合致したのが RICOH Light Monitor 150 でした (個人的にはリコーという会社が好きで, カメラの GX シリーズ, ScanSnap, Happy Hacking Keyboard など好みの商品が多いのですが, それはさておき) 最軽量の機種で

560 g と，つまんで持てる重さです（ちょっとオーバーかも）．

　無線バージョンもありますが，私には有線で十分です．無線バージョンはバッテリーを内蔵している分重くなっています（750 g）し，そもそも自分の環境でワイヤレスを使う場面が想像できませんでした．プレゼンもしませんし，数 cm 横に置く 2 画面目のモニターとして使うわけですから電源ケーブルを接続する必要があるので，モニターを電源のハブとして使えればよいと考えました（図3）.

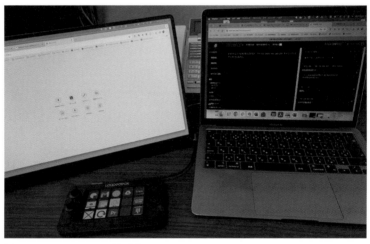

図 3●Light Monitor（左上）

　こんな感じに出先でも 2 画面の快適な環境で仕事を進めることができます．若干値は張りますが，まあ，そのあたりは皆さんの予算に合わせて，だと思います．強いて不満を言えば，モニターの輝度が Mac と異なるので，画像などをいじるときには調整する必要があることです．

　もし自分が開業していたら，控え室に応援医用としてこれを置いておけば福利厚生としてかなりよいのではないかと思います．最近では 2 画面増設できる（つまりノート PC と合わせて 3 画面で作業できる）製品もあるようです．軽さは犠牲になりそうですが．

　この改訂版が出るまでの間にいちばん進化したのは，図 3 左下にも写っている Loupedeck です．いわゆる左手デバイスですね．現在，私のデスクはこんな感じです（図 4）.

JCOPY 498-10915

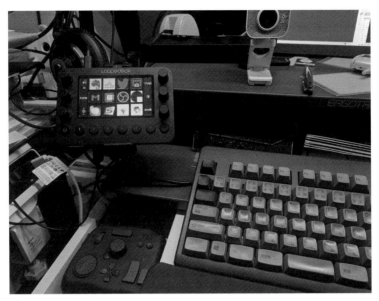

図4●

　左手デバイスで何ができるのかを簡単に言えば，ショートカットを登録し，ワンタッチで操作することです．たとえば動画や写真を編集するときには
- ツールの切り替え
- 拡大・縮小
- 回転
- 動画の頭出し，編集点までの移動

などが必要ですが，これらを左手のワンタッチで行えるデバイスです．特に拡大・縮小や回転，編集点までの移動をダイヤルに割り振っておくと，マウスよりも直感的に素早く，スムーズに操作できます（もちろんマウスでもよいのですが，手数は少ないに越したことはありません）．

　私は動画と写真の編集だけでなく，ルーチンワークの Word や PowerPoint などでも活用しています．たとえば，〈巡廻サイトを登録しておき，順番に確認する〉→いちいちブックマークバーから選ぶより速いです．他にも〈開くフォルダを登録しておいてボタン一発で開く〉→最近では論文だけではなく本の執筆，依頼原稿，その他諸々の仕事をしています．それらをプロジェクトごとにフォルダにまとめておき，各フォルダのショートカットを登録しておけば一発で開けるという寸法で

す（ファインダーのサイドバーでもよいのですが，手間を1つ減らすだけで，結構な時間が節約できます．毎日のことなので，累計すればバカにならない時間です）．

しかも，各ページに「閉じる（command＋w）」を登録しておけば閉じるのも簡単です（ショートカットキーは記憶していますが，左手デバイスから手を離さずに閉じることできるので楽です）．

Word では文字のサイズの変更をダイヤルに設定して，それを回すだけでサイズが変わります（これは楽しい）．

PowerPoint ではオブジェクトの移動，拡大縮小，フォントサイズの変更が最も多く使うショートカットなので，これらをダイヤルに登録して操作しています．

デスクに設置してあるのは Loupedeck Live．これはダイヤルが6つあって便利です．持ち運び用には Loupedeck live S があります（こちらはダイヤル2つ）．写真の現像には Loupedeck＋ を使います（大量に処理するときなど）．他にも TourBox などと併用したりもしています（私には Lite で十分でした）．

最後に，iPad の環境についてもちょっとだけ．主に PDF でもらった原稿を GoodNotes 6 で校正しますが，ここに文章を書き足すことがあります．簡単な文章であれば iPad 画面内のキーボードで済ませますが，それなりの分量を書くときには外部キーボードを接続しています．今は空いている HHKB があるので，それを組み合わせることが多いです（図5）．

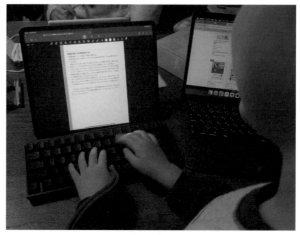

図5●iPad と HHKB の組み合わせ

JCOPY 498-10915

家で作業するとこんな感じで子供に乱入されますが……．ちょっと出かけるときなどには
- iPad
- Apple Pencile
- MOBO の折りたたみキーボード
- モバイルバッテリー
- ケーブル

という最小構成で動いていることもあります（ちょっとしたメールの返事のためなどに）．

　いろいろ述べてきましたが，ガジェットを吟味するだけではモノはできませんから，手段と目的を取り違えないことが重要だと思います．

まとめ
- DUEX は結構便利だが，問題もある
- AC アダプタの軽量化もできると，荷物がより軽くなる！

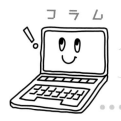

便利な関数

エクセルはさまざまな関数機能を備えています．皆さんも「SUM」や「AVERAGE」などは使ったことがあると思いますが，他にも便利な関数があるので，ここで紹介しましょう．

●DATEDIF 関数

これは 2 つの日付の間の年数，月数，日数を求める関数です．エクセルの関数挿入に入っていないので手入力します．

> DATEDIF (開始日, 終了日, 単位)

単位は，"Y"：期間内の満年数，"M"：期間内の満月数，"D"：期間内の日数です．
たとえば，開始日を誕生日，終了日を入院日にすれば入院時年齢がわかります．

開始日を私の誕生日である 1977/9/3 とし（ドラえもんのテレビ放映開始日で，王貞治がホームラン世界新記録〔756 号〕を作った日でもあります），終了日を 2020/4/1 として単位を "y" にすれば，2020 年 4 月 1 日時点での私の満年齢がわかります．

	A	B	C	D	F
1					
2		1977/9/3	2020/4/1		
3	42				
4					
5					
6					
7					
8					

A3　fx =DATEDIF(B2,C2,"Y")

●COUNTA 関数

これは空白以外のセルを数える関数です．下記のように B2−B7 にあるデータのある個数を数えます．データがすべて揃っていることは珍しいので，標準誤差を求める場合など，データの個数が必要なときに便利です．

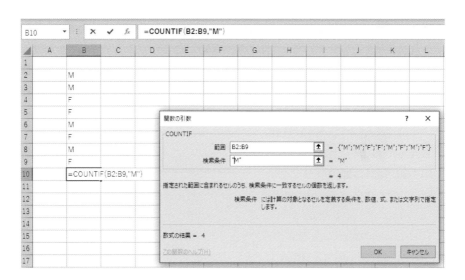

●CONUTIF 関数

これは IF の条件に合うセルの個数を数える関数です. たとえば下の場合には"M"である個数を数えます. 男女 (M, F) それぞれの数を数えるときなどに便利です. 文字列は " " で挟まないと検索できません.

上記はいずれも, 私が教えてきた研修医たちがあまり知らなかった知識です.

他にも LOOKUP 関数, VLOOKUP 関数, HLOOKUP 関数などが便利ですし, 基本的統計量を出す平均値 AVERAGE 関数, 中央値 MEDIAN 関数, 標準偏差 STDEVP 関数, 最大値 MAX 関数, 最小値 MIN 関数, 四分位を求める QUAR-TILE.INC 関数なども使いこなせるようになっておくとよいでしょう.

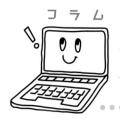

iPad 活用法

　論文執筆にはノート PC と Word が必要ですが，iPad もかなり使い途があります．従来は Mendeley を入れて論文を読むくらいだったのですが，本書の出版にあたり，11 インチの iPad Pro を一念発起して買いました（やっぱり高いですよね…）．Apple Pencil との組み合わせで校正しようと思ったからです．

　本書の校正は全面的に iPad Pro で行いました．GoodNotes 5 というソフト（今は GoodNotes 6）を使って PDF に書き込むことで OK でした．拡大・縮小して細かいところまで確認できる点が便利です．電子書籍で買う人もいるでしょうが，電子書籍のレイアウトのチェックにも好印象をもっています（PDF Expert もよかったですが，私は GoodNotes が好みでした）．

　これまで校正というと，プリントされたものが送られてきて，色ペンで加筆して，出版社に戻すという方法で，なかなかに紙が嵩張ったのですが，GoodNotes で仕上げた PDF を Slack で送る仕組みで，今回は 98% 以上ペーパーレスで済ませることができました．

　もう 1 つのよい点は，荷物の軽量化に成功した！ことです．キングジムの FLATTY という薄型のバッグインバッグに次のものを入れて持ち運んでおり（写真），これで 2 泊 3 日程度の出張までは十分対応できています．

- Anker PowerCore Slim 10000 PD（モバイルバッテリ）
- Anker PowerPort Atom III Slim（急速充電器）
- 薄型のポータブル SSD
- USB-C ハブ
- SONY WI-C600N（ノイズキャンセリングつきヘッドセット．移動の時に必須）WI-1000XM2 という後継機があります．
- USB-C ケーブル，USB-A-C ケーブル（充電，データ転送用）

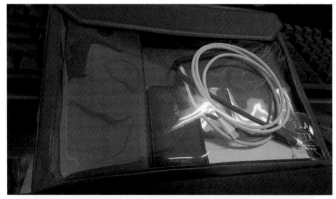

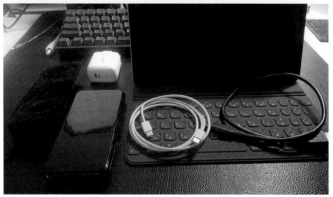

コラム

　本書初版の執筆からは 4 年以上経っていますが，荷物の構成は変わっていません．

　iPad が苦手な作業は，ファイルの整理や添付だと思います．Slack を使っていても，クラウドにあるファイルを添付するのは相当回線が早くないと難しいです（まあ，リンクを送り，先方にダウンロードしてもらうという対処でいい気もしますが）．ファイルを整理するなどはやはり PC に軍配が上がるので，使い分けが重要ってことですね．

14 論文で業績を積む前に 一考すべきは

　ここまで読んできて，執筆した論文を投稿する準備はできましたか？　ここからは本番の，論文投稿の実際になります.

さあ，いよいよ投稿―実際のジャーナルで説明

　論文の投稿方法は，ほぼ100％オンライン投稿です！　これまでに1カ所だけ，メールで各種書類を添付，というのがありましたが，基本的には online submission です.

　図1が，腎臓学会の英文ジャーナル（https://www.editorialmanager.com/cene/default.aspx）の投稿ページです.

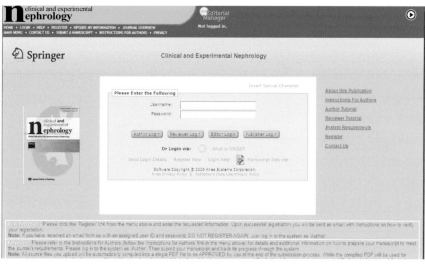

図1●Clinical and Experimental Nephrology の論文投稿ページ

　初めての人は「Register Now」のところをクリックして，必要事項を入力して

JCOPY 498-10915

いきます．その後，数回メールのやりとりをして，ID・パスワードができたらログインします．

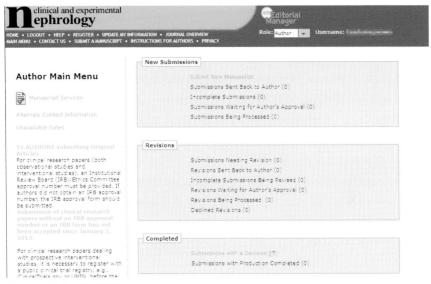

図2●ログイン後の画面

　図2を見てください．これでログインできています（一部消してあります）．ここがスタートです．ORCIDを持っている人はそちらからもログインできます．

　ここで，ORCIDについて説明しましょう．これは，Open Research and Contributor Identifier の略です．登録すると，16桁の識別番号がもらえます．この番号は研究や業績とリンク付けされ，自分の研究すべてに対し，自分だけが著者として認められることが確実となります．たとえば，私はこちら（https://orcid.org/0000-0002-2012-1171）になります．

　私，長澤将の名前は Tasuku Nagasawa です．将で Tasuku と読ませるのは，キラキラネームの走りかもしれません．気に入ってますが，1回目で正しく読んでもらえないことは確実です．また，それはどたくさんある名前ではありませんが，T Nagasawa となると結構います．ということは，Sato や Ito ならどれだけいるかわかりません．

　他の著者と区別するのが大変なので，登録するのがオススメです．一点，英語

表記はパスポートと同じにすることを強くオススメします.

日本人には馴染みが薄い？　ミドルネームの活用

　さて，名字が変わる場合はどうするのがよいでしょうか．頭の痛い問題です.

　旧姓を名乗って仕事を続けるという人もいますので，その場合は旧姓を使い続けるのが1つの手です．もう1つは，Sato-Ito のように，旧姓と新姓をつなげて書くというものです．元の姓に戻った場合どうするのかということはありますが，今のところ，それで悩んでいる方には出会っていません.

　もし，自分が論文を書き始めたころに戻れるならば，ミドルネームを入れます.

　ロシアではミドルネームに父親の名前を入れるのが通例です．アメリカだとかなり自由で，クリスチャンの洗礼名や先祖の名前，尊敬する人の名前なんかを入れるようです．ミドルネームは通称として使われていることもたくさんあって，ブラッド・ピットさんは William Bradley Pitt ですし，ブルース・ウィリスさんは Walter Bruce Willis です.

　あるいは，ミドルイニシャルなんて手もあるでしょう．親子2代で元アメリカ大統領の，パパブッシュはジョージ・H・W・ブッシュ，息子のブッシュはジョージ・W・ブッシュです.

　ちなみに，ミドルネームをいくつでもつけられる地域もあります．私が知っている2番目に長い名前は，Pablo Diego José Francisco de Paula Juan Nepomuceno María de los Remedios Crispin Crispiano de la Santísima Trinidad Ruiz y Picasso です．これはパブロ・ピカソの本名です．いちばん長い名前は，落語の「じゅげむ」ですね.

　いずれにせよ，これから業績をつけていく皆さんに一度考えておいてほしいところです.

まとめ

- ほとんどがオンライン投稿
- ORCID を使うのもひとつの手
- よくある名前の人は，ミドルネームなどの使用も一考に価する

15 「原著論文だけが業績じゃない」の真意

　前章では，論文投稿のほとんどがオンラインであることや，ミドルネームも一考の余地があることをお伝えしました．

　さて，論文投稿の準備となるアカウント作成はできたでしょうか？　それでは投稿を進めていきましょう．

初めての論文は New Submission で投稿

　初めての論文を投稿するにあたり，まずは，「Submit New Manuscript」をクリックします（図1）．

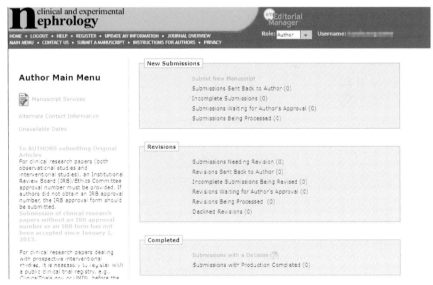

図1● 「Submit New Manuscript」からスタート

　続いて，論文の種類を選びましょう（図2）．

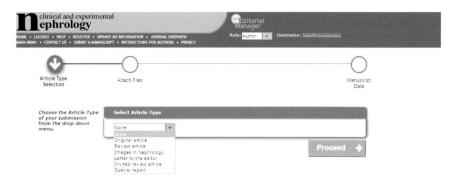

図2● 「論文の種類」を選ぶ

　今回は例として，「Original article」で論文の投稿を続けていきます．

論文投稿時に迷う「論文の種類」6つ

　さて，論文を投稿するにあたり，論文の種類とは…と思った方もいることで
しょう．そこで，論文の種類をまとめました．

●論文の種類6つ

　Original article は，原著論文となります．臨床研究などはこのカテゴリに入
ると思えばOK です．

　Review article は，その名の通りレビューです．

　Image in Nephrology は，写真数枚と短い本文で出せる論文です（Lancet や
NEJM にあって狙い目です→この話は21 章のQ12 で）．

　Letter to the editor は，掲載された論文に対する公開討論を挑む場所です．
ブログやX（ツイッター）で批判するより，こちらでキチンと闘うのが本来の姿
です．

　Invited review article は，本書を読んでいる人には無関係です．偉い人への
依頼原稿です．

　Special report は，学会からの声明や，学会の仕事の好評，緊急性の高い問題
などに対する学会の position paper だったりします．これらもほとんど初心者に
は無関係です．

JCOPY 498-10915

これら6つから論文の種類を選べるので，参考にしてください．

原著論文だけが業績じゃない ―ケースレポートの大切さ

　論文執筆をされる人の中には，「ケースレポートは業績にならないから…」という人もいます．これは大学などで業績に「原著論文の数」「ケースレポートの数」「総説（レビュー）」などと並んでいて，「原著論文」がいちばん上にあるからだと思いますが，私はまったくそう思いません．

　すべての疾患は多様性に富んでいるので，綿密に書かれたケースレポートはきっと誰かの役にたちます．皆さんも困った疾患に出会ったらいろいろ調べるでしょう？　真っ当な医者とは，そういうものです．確かに，原著論文には症例数が多くて初めてわかったことがあるでしょうし，ダブルブラインドの試験は薬の効果判定に必要でしょう．しかし，目の前の患者さんの病気を治したいのであれば，先人たちがどのようにしてうまくいったか，いかなかったかを知ることが重要です．これが，ケースレポートを書くことが好ましいと思う理由です．

　ちなみに，「大規模研究で…」と話し始める人がいますが，これは，**「大規模にしないと効果がわからない」**ことを言っているケースがあるので注意が必要です．その点で，ケースレポートは1例の重要さを伝えているので，大事ではないでしょうか．

> ### まとめ
> ■ New Submission を選んで進める
> ■ 論文の種類を忘れずに
> ■ 原著論文だけが業績じゃない！　1分の1のケースレポートを大切に！

16

油断禁物，論文の投稿 How to

前章では，論文投稿の種類と，ケースレポートの大切さをお伝えしました．

本章では以前の Clinical and Experimental Nephrology の入力形式で解説します（いろいろな形式があるので参考になると思います）．

論文の種類が決まったら，次は Author（著者）を追加します（図1）．

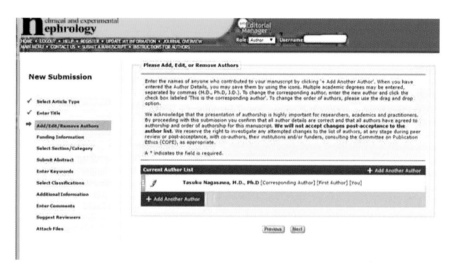

図1●Author の追加

入力するのは，Manuscript で用意した順がよいでしょう．Author になれる資格については，10章をご参照ください．

Academic Degree は，医師免許だけの人は M.D.，博士号を持っている人は Ph.D. です．博士号を持っていたら，論文が1本はあるはずですから，本書を読んではいないですよね．なぜか，M.D., Ph.D であって，Ph.D., M.D. とはなりません．皆さんの分の Degree も必ず入れましょう．

私は，同じチームの場合は図2のような表をつくって，入力を簡便にしていま

JCOPY 498-10915

名前	英語	Degree	内科学会 会員番号	腎臓学会 会員番号	透析学会 会員番号
長澤　将	Tasuku Nagasawa	M.D.,Ph.D.			

図2●表を作って入力を簡便に

す．学会の抄録のときには会員番号を入れることが多いので，こういう工夫は締め切り直前になって活きてきます．

投稿フォームを2誌で比較

　Author の説明で使用した図1は，以前の Clinical and Experimental Nephrology の投稿ページでしたが，現在は仕様が変わり，図3のようになっています．

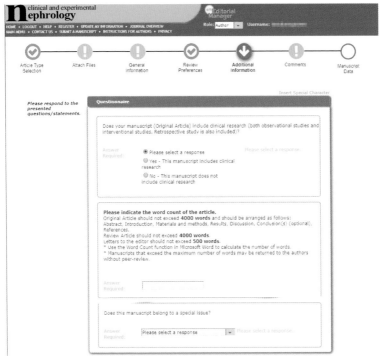

図3●現在の論文投稿ページ

ここでは最初にファイルを添付することになっています．その後，「General Information」で論文のカテゴリーを選択し，キーワード入力をします．

　「Review Preference」で推薦する Referee を，「Additional Information」でアンケート（臨床研究か否か，本文の文字数〔制限ありのことがある〕，Invited Article か否か）を入力します．Comments のところにカバーレターを入れるような感じでしょうか．

　次に，Internal Medicine の投稿ページをご紹介します（図4）.

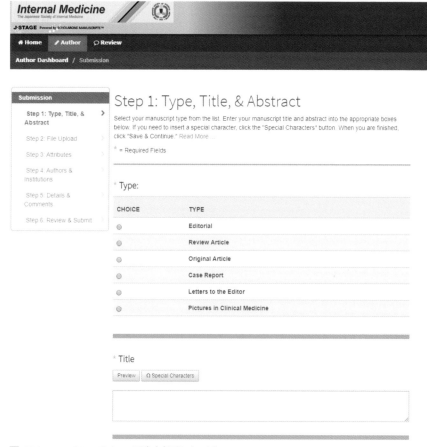

図4●Internal Medicine の論文投稿ページ

JCOPY 498-10915

最初に論文の種類，タイトル，Abstract を挿入します．それからファイルをアップロードします．「Attributes」でキーワードを入れることになっており，「Authors & Institutions」で著者の情報を入れます．

Step 5 の Details & Comments ではカバーレター，Figure の数，Table の数，論文がどの分野かを入力します．また，確認事項，内科学会の会員番号，COI を入れるところがあります．Step 6 で最終確認です．

このように投稿フォームはさまざまなので，都度確認する必要があります．国内の学会誌でも，雑誌によって全然違います．

1 日では終わらないことも…

12 章で紹介したチェックリストを用意したとしても，慣れていないと結構時間がかかるものです．余裕をもって取り組みましょう．

1 日で終わらなかったときなどは，Save ボタンで保存しながら進めるのを忘れずに．油断しているときに限って，PC が壊れる，ネットが不調になる，ひどいと停電になるなんてことで，これまでの苦労が水の泡となります．

ところで自分の所属の，英語での正式名称を知っていますか？（本当は本文を作るときにタイトルで確認する必要があります）

私は，以前の職場だった石巻赤十字病院の英語名称を Ishinomaki Red Cross Hospital だと思っていたら，正しくは Japanese Red Cross Ishinomaki Hospital であると知って，訂正した覚えがあります．論文になってしまうと直すのがとても大変なので，名前や所属は前もってしっかり確認しましょう．

> ### まとめ
> - オンライン投稿にはさまざまな方式があるので都度確認
> - 投稿には結構時間がかかるので余裕をもって行う
> - こまめに保存しながら進める

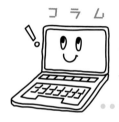

コラム

バックアップのすすめ

検査値などのデータの管理はとても大切です.

原則中の原則は

● 患者の個人データを院外に持ち出さない

こと．ですから「患者の名前や ID が入った状態の資料を自分の PC に（USB メモリや SD カードにも）入れない」ということが大前提になります（紙資料も同様です）.

　つまり，データ収集はデータの使用が許された院内の PC のなかだけで行い，その後，個人情報を切り離した状態のデータを用いて個人の PC で作業を行うべきです．そして，個人情報を切り離した状態で自分の PC で作業することになるはずです（この決まりは自分の所属の組織の規定に従ってください）．さらに言えば，最近の臨床研究法ではこのような作業の手順もあらかじめ決めておく必要があるかもしれません．そのあたりを十分に確認したうえで，自分の PC で作業してください.

　私は，重要なデータは上記の処理をしたうえで,

● PC
● クラウド 3 種（OneDrive, Google Drive, Dropbox）
● ポータブル SSD

にバックアップをとっています．このときに使用する USB メモリなどにもパスワードをかけておくことを忘れないでください.

　また，バージョンをどんどん上書きすると，「あっ，しまった」ということがしばしば起こるので，保存ファイル名をたとえば「論文の書き方データ Ver01.0」のようにし，少し改変したら「Ver01.2」，大きな改変があれば「Ver02.0」とする工夫も役に立つと思います．

　なぜ「1」でなく「01」とするかというと，ファイル名で並べ替えたときに 01，02，03…，09，10 ときれいに並ぶからです．さらに長くなりそうなプロジェクトの場合は「001」などと 3 桁にするとよいでしょう．

　もうひとつ，オリジナルのデータには「オリジナル」などをファイル名の頭につけるなどのルールを決めて（たとえば「オリジナル（改変不可！）論文の書き方データ」など），まちがって改変してしまわないようにします．オリジナルのデータが改変されてしまうと，その後どうしようもなくなりますので．

　それから，作業中のファイルもマメにバックアップをとっておきましょう．PC とは不思議なもので，「いざというとき」や「〆切り直前」など，予想しないときに壊れます（なぜかそういうモノなのです）．定期的に自動で同期してくれるソフトもありますので，活用をお勧めします．

17

論文投稿,
PDF チェックのコツ

前章では，論文の投稿 How to についてお伝えしました．
本章では，最終確認から投稿完了までを説明していきます．

PDF を作成し，最終チェック

すべての項目を入力すると，だいたいは「Build PDF for Approval」というボタンが出てきます（図1）．

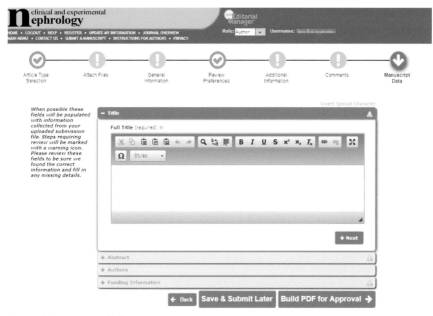

図 1 ● 確認用 PDF の作成

これは，「投稿前に PDF を作って確認してください」というボタンです．ボタ

JCOPY 498-10915

ンを押すと，これまでにアップロードしたファイルが PDF になります．ボタン
を押してから通常は数分で，「PDF ができました」とメールが来ます．

　できあがった PDF は，タイトル，本文から reference まで，Table, Figure な
どが 1 つのファイルになっています．これが Referee のところに送られて，査読
される原稿になるのです．ですから，もう一度見直してみましょう．

PDF のチェックポイント
- Figure や Table はキレイか？
- 変なところに改行はないか？
- 校閲のコメントが残っていたりしないか？
- 文字数のところは，最後に入れようとして空欄や「@@@@」などになって
  いないか？

　気になるところがあったら直して差し替えて，PDF を再確認しましょう．PDF
のチェックには iPad＋GoodNotes がベストです（現在は GoodNotes 6 です）．

投稿完了まであと 1 ステップ

　PDF が OK だったら，いよいよ投稿です．PDF ができたことを連絡するメー
ルや投稿サイトには，だいたい「Approval Submission」というのがあるので，
そこをポチッと押せば OK です．

C	Clinical and Experimental.	CENE-D-17-00012: Manuscript entitled Renal infarct volume affects renal function decline in both acute and chron...
👤	Clinical and Experimental.	Acknowledgement of Receipt – Dear Dr. Nagasawa: Thank you for submitting your manuscript, "Renal infarct vol...
C	Clinical and Experimental.	Your PDF Has Been Built – Dear Dr. Nagasawa: The PDF for your manuscript, "Renal infarct volume affects rena...

図2●投稿後の画面

　図2を見てください．いちばん下は「PDF ができました」，真ん中は「あなた
の投稿を受け付けました」，いちばん上は「あなたのこの論文を処理しています
よ」，という連絡です．

書類の不備がある場合は，先方から連絡が来ることがあります．しっかり対応しましょう．これこれが抜けているとか，倫理申請の番号はどこだとか，Table の保存形式はこうしろとか，といった事柄が多いです．

> **まとめ**
>
> 最終確認では PDF をチェック
> PDF に不備があれば再度直す
> PDF が OK ならば投稿！

JCOPY 498-10915

前章では，最終確認から投稿までの説明をしました．

投稿は無事終わりましたか？　本章では，投稿後はどうするかを説明します．

投稿完了！　その後，最初にすることは？

まずは Status をチェックしましょう．Submission が終わると，投稿先のサイトにログインすることで，論文の現在の査読状況がわかります．Status が変われば，投稿後スムーズに進行しているということです．だいたいは，Assignment Editor→Under Review という流れです．

Status が変わらない場合は？　私も経験しました．３カ月，まったく Status が変わらなかったので，業を煮やして問い合わせたら，まもなく変わったことがありました．Editor も Referee も人間なので忘れることはあると思いますが，やっぱりこっちとしては困りますよね．

３カ月経っても返事が来ない場合には連絡を取ることにしています．このあたりは 21 章 FAQ の Q11 で説明しようと思います．

実は，論文はこの時点がスタートラインです．ここから Referee との闘いが始まるのです．

早い返事は，だいたいが…

投稿先から返事が数日で来る場合は，だいたい Editor Reject といって，コメントなしで「ごめんなさい」と来ます．よいジャーナルほど，こんなものです．"kick された" と言う人もいます．

通常は，数日から数週間で投稿先から返事がきます．"We will not be able to publish it in 雑誌名." とか，"I regret to inform you that your manuscript cannot be accepted for publication in our journal." など，文言は決まっていて，論文の Status が Reject になります．

　まあ，これが普通です．NEJM などのハイジャーナルでは一瞬で切られます．ヘタすると翌日に連絡が来ますよ．

　親切な雑誌だと「コメントを参考にしてください」という感じで，"Attached, please find the reviewer comments for your perusal." とかのコメントがついてくる場合もあります．このコメントが，「なんだ，こいつわかってないんじゃん！」とか「いけそうなんだけどなぁ」とかいろいろなんですが．

　論文投稿でいちばん難しいのは，投稿後査読に回るか否かです．なので，1 回くらい落とされてもめげている暇はない！のです

　投稿先の雑誌をよく読むと，おおよその採択率がわかります．たとえば内科学会の英文誌，Internal Medicine などは採択率が 33% くらいだったりします．最終的には，担当した Editor の裁量で決まります．

　Reject されたら，（コメントをもらえているなら，その部分を）直して，別の雑誌に再投稿となり，前のステップに戻ります．

まとめ

■ Status で進行状況を確認
■ 早い返事はだいたい Reject
■ ダメなら次の投稿先へリトライ

JCOPY 498-10915

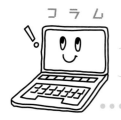

Reject されても
めげる必要なし！

　最初に書いた論文が査読に回るということは非常にラッキーなことです（もしそうなったら，頑張ってリバイズしてください）．

　なので，落ち込む必要はゼロ（初心者がバッティングセンターで「140 km を打てない」と嘆くようなものです）．

　論文をたくさん書いていけばわかりますが，最初は少し高望みした雑誌に投稿することが多いので，だいたい reject されてしまいます．このことはぜひ知っておいてください．内容の問題よりも，投稿した論文と雑誌の相性なのだと思っています．

　どうしても納得できない reject の場合には同じ雑誌にリトライをすることも考えてください．

　Editor のメールアドレスが載っているので，そこに今回の裁定がおかしい！と異議申し立てをおくることができます．

　次のページから解説する，いわゆるリバイズの段階では，このようなことは遠慮なく行ってよいと思います（さすがに，kick されたものに対して再度おかしい！ということはなかなかしないですが…）．

　私もリバイズに回って reject されたところで，申し立てをして復活し，アクセプトまで行ったことが数回あります．

　Referee の指摘に対して，（こちらとしてはきちんと回答したのに）まったく違う，マトの外れたことを言われての reject だったので，クレームをつけたこともありますし，ある Referee のこちらに対する質問のなかに矛盾点があったために，そこを指摘して先のリバイズに進んだこともあります．納得できないときは参考にしてください．

19 リバイズはチャンス，その真意とは

次は「もしもリバイズになったら」について説明します.

リバイズなくしてアクセプトなし

経験上，一発アクセプトは聞いたことがないので，多かれ少なかれ，リバイズを数回してアクセプトになるようです.

我々のところでは，リバイズになったモノは95%以上がアクセプトまで行っているので，Revision と来た場合は「これを直せばアクセプトしますよ」ということだと考えています. 野球に例えると，ノーアウト一三塁くらいのチャンスだと私は思っています（私も後期研修のときに，Kidney International が厳しい Major Revision だったのを，オーベンとあきらめてしまった経験があります. なんともったいないことをしたんだろう…).

リバイズは，以下のように，「このままではアクセプトできませんよ」という感じで来ることがほとんどです.

"It is my great regret to inform you that your manuscript in its present form is not acceptable for publication in 雑誌名."

"I have to inform you that your manuscript cannot be accepted for publication in its present form."

この後に，Editor Comment と Referee Comment が来ます. Editor のコメントは上記の論文が reject か revision かということなので，Referee の質問に答えていかねばなりません.

実際の Referee のコメントを図1に示します.

JCOPY 498-10915

Reviewers' comments:

Reviewer #1:
1.　It is better to mention that these patients also meet the EMEA criteria for diagnosis of ANCA associated vasculitis or CHCC definition of MPA.
2.　At Methods section, it is better to describe more in detail for the category of disease severity mentioned at Table 1(Clinical classification, Clinical severity score, and Grade) as described previously (Ozaki et al. Mod Rheumatol 2012).
3.　Many previous reports described CD19-positive B cells to count peripheral B cells during RTX treatment. Are CD20-positive cell counts really appropriate in this situation?
4.　Each Table/Figure legend should be described more informative. And the period of these figures should be unified (12 or 13 months).
5.　Case 2 showed elevated PR3-ANCA (>350) and involved in the kidney, lung and joint. I wonder this patient have symptoms of GPA, rather than MPA.
6.　How much can we reduce the cost when using a single-dose RTX therapy compared to conventional RTX treatment? Please mention the cost-effectiveness of this treatment.
7.　There are several typos (ie, Introduction, line 51 cyclophosphamides→ cyclophosphamide (CY)). Additional English-editing can be considered.

Reviewer #2: The present article deals with the effectiveness of a single-dose Rituximab therapy in treating MPA. However, it is unfortunate that the manuscript is not well prepared for readers. I would, therefore, ask the authors to revise the manuscript, based on the comments shown below.
1.　First of all, the rationale for the additional Rituximab treatment is not clearly described. In general, MPA is effectively treated with methylprednisolone. Why did the authors perform the present trials?
2.　The clinical features of the six patients with MPA are not clearly described. In addition, Table 1 is not understandable. For example, there is no explanation about Clinical classification, Grade, and Clinical severity score even in the Methods. Did authors use the RPGN classification for grading? What about the disease severity proposed by Exley and coworkers?
3.　The authors should also explain the validity of BVAS. For example, BVAS was 34 in Case 1 with kidney involvement (Table 1); however, the value should be at most 12. Conversely, BVAS was 12 in Case 5, despite the involvement of kidney, heart, and CNS. Thus, the authors should rework the text about the six patients.
4.　The authors should explain the reasons why VDI was so high (Fig. 3).
5.　In Fig. 4, please explain the high dose of prednisolone in case 3. In addition, please reconfirm the validity of the doses shown at the ordinate and the text.
6.　It might be better to discuss on the economic advantage in the single-dose treatment with rituximab by citing the report by Turner-Stokes et al. (2014).
7.　Please provide Figures and Tables of better quality. They are blurred in the PDF version.

Comments from Editor:
1.　Even a case report should be written for a wider audience.
2.　In line 101, please delete "animal welfare."
3.　Please respond to the Author Queries (Checklist).

図 1●Referee のコメント

　気になることを事細かに指摘されたり，Referee がトンチンカンなことを言っていることはしばしばあるのですが，真っ向から否定すると落とされます（というのが業界の常識，あるいは都市伝説です）．

　ですので，「あなたのおっしゃっていることはもっともですが，ここで書いてあるように…」と，論文中でやんわり反論するのがよいと思います．

直し方の実例紹介！

　Referee のコメントには，図2のような感じで，一問一答形式で答えていきます．最初に Editor に感謝の言葉を述べることもあります．

Reviewers' comments:

Reviewer #1:

Comment 1. It is better to mention that these patients also meet the EMEA criteria for diagnosis of ANCA associated vasculitis or CHCC definition of MPA.

Response to Comment 1: We appreciate your comment. We classified disease according to Watts classification algorithm (Ann Rheum Dis 2007;66: 222-227) This algorithm contain diagnostic criteria of American College of Rheumatology (ACR), Lanham classification (medicine 1984;63:65-81) and Chapel Hill Consensus Conference (CHCC) 1994. Diagnostic criteria of vasculitis is differ in Western country and Japan. The validity of diagnosis were confirmed by diagnostic criteria for vasculitis in Japan.(Allergol. Int., 56, 87-96.) We add this point in L82-84.

Comment 2. At Methods section, it is better to describe more in detail for the category of disease severity mentioned at Table 1
(Clinical classification, Clinical severity score, and Grade) as described previously (Ozaki et al. Mod Rheumatol 2012).

Response to Comment 2: This is important point. Along with your suggestion, we add detail of severity score system (L86-96)

Comment 3. Many previous reports described CD19-positive B cells to count peripheral B cells during RTX treatment. Are CD20-positive cell counts really appropriate in this situation?

Response to Comment 3. We add time course change of CD19-positive B cells count(Figure 1 A). The transition of CD 19 and CD 20 count were almost the same in this study.

Comment 4. Each Table/Figure legend should be described more informative. And the period of these figures should be unified (12 or 13 months).

Comment 5. Case 2 showed elevated PR3-ANCA (>350) and involved in the kidney, lung and joint. I wonder this patient have symptoms of GPA, rather than MPA.

Response to Comment 5: We also concerned about Case 2 was GPA. Case 2 did not show

図2●Referee のコメントに対応する

　そして，本文も直します！　図3のような感じで，赤色（本書では青色）かアンダーラインで，直したところがわかるようにしておきます．直し方は雑誌ごとに指定されていることがあり，Word の校閲を使え，という場合もありました．

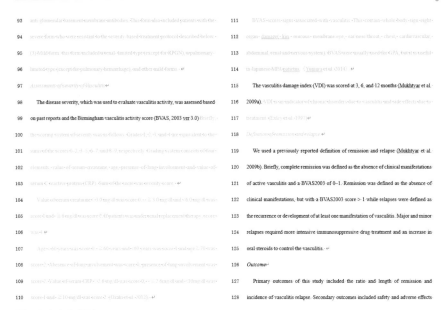

図 3 ● 本文も直す

　こんな感じで，赤（青）まみれになって出すことがほとんどです．必要だった
ら，図表を直したり，追加データを入れたりします．そんな感じで再度仕上げた
ら，投稿に戻ります．

　リバイズになったらチャンス！
　Referee には一問一答形式で答える
　本文も直す！

論文アクセプト，
あと一息のサイン

前章では，リバイズになった場合の説明をしました．

リバイズは進んでいますか？　今後はこれを数回繰り返していきます．

要点解説─リバイズと，アクセプト後の手続き

頑張っていると嬉しい知らせがきます．

リバイズを繰り返していき，"I am great pleasure to inform you, …"なんてくると，これはアクセプトの知らせです．

あるいは，"…cannot accept current status… fully consideration"なんてあると，かなり見込みがあります（Major Revision となっていたステータスが，Minor Revision になることがあります）．これもあと一息というサインです．

前章で説明したように，ていねいにていねいに，真摯に真摯に答えていきましょう．ちなみに，私は「機嫌が悪いと落とす」と豪語していた，エライ先生に会ったことがあります．

リバイズのポイントとして，次の3点は最低限押さえておきましょう．

リバイズのポイント3つ

①Referee が求めたことはキチンと書く（新しいデータなど）

②ちゃんと書いてあるのに Referee が見落としていることはしばしばあるので，「前のバージョンでは強調が足りなかったので，少し表現を強くして目立つようにしました」なんてかたちで逃げるのも一つの手

③無理難題を押しつけられた場合でも，たとえば「やっていない検査はやっていない」と正直に（嘘はダメ）

アクセプトがきてしまえば，後は簡単，事務的な手続きを行うのみです．

まず，以下の連絡などがきます．

- Copyright（著作権）の委譲のサイン
- 掲載料の振り込みの連絡（オープンアクセスにするか．公的資金を使って書いた論文はオープンアクセスにする必要があるので，しっかりとチェッククする）
- 別刷は何部必要か（オンラインジャーナルでは別刷がない場合もあり）

これらがきた後は，

- 文章校正

などが届き，あとは掲載を待つのみです．雑誌によって，数日から数カ月の場合があります．

論文日付の思い出話

論文掲載で残る日付は，投稿日，アクセプト日，掲載日です．

　私は，石巻での最初の論文を書いているときに子供ができたのですが，せっかくだから子供の誕生日に投稿しようと画策しました．予定日の2週間前にはほとんど仕上げておいて，1週間前には完成．あとはボタンひとつで投稿！という準備をしておいたのです．

　さて，ある朝，陣痛がきて妻を病院に連れていきました（休みの日でした）．なかなか生まれず，「ご家族は明日の朝9時にきてください」と消灯時間に追い出され…ポチッと投稿ボタンを押しました．

　その日は飲み会が入っていて，楽しく呑んで泥酔して，家で寝て…明朝行ったら，まだ生まれておらず，投稿日が誕生日の前日になってしまい，プレゼントにはなりませんでした．

　これは投稿日であって，その後4回程度リバイズして…定禅寺ジャズフェスの演奏前にアクセプトの連絡がきた！という，思い出の論文となりました（図1）．

　まあ，あのときこんなことしていたなぁ，というよい思い出になっています．

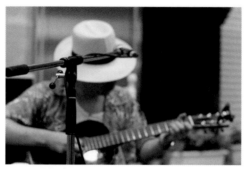

図1●演奏中の筆者（この直前にアクセプトの
連絡がきた）

妻も論文も難産だった，というオチです．

21 論文執筆FAQ

前章までで, 論文の具体的な書き方, 投稿からアクセプトまでを解説しました.
本章では, 皆さんからよくいただく質問に答える形で, 論文執筆・投稿に関するさまざまな Tips を紹介していきます.

Q01 投稿先はどこがよい？

ここは論文投稿の肝の1つです. 医学系でいえば, みんなが知っている超有名な雑誌は掲載されるのがものすごく難しいです. たとえば, NEJM, Lancet, JAMA なんかは, よっぽどのネタではないと載らないでしょう. もちろん, image で画像一発, というので掲載される可能性は十分にありますが.

私の専門である腎臓病学の話の場合も, 大まかには次のような印象です.

- JASN (Journals of the American Society of Nephrology) は, がっちり基礎寄り
- cJASN (clinical JASN) ならば, 臨床系のネタ
- KI (Kidney International) は, 臨床＋基礎も受け入れあり, ケースレポートは原則ダメ
- KI report なら, ケースレポートもあり
- Nat Rev Nephrol (Nature Reviews Nephrology) も最近はいい論文が多い (その名の通りレビューが中心)

腎臓学会の CEN (Clinical and Experimental Nephrology) には, 基礎も臨床も OK だけど, ケースレポートは CEN case report に出しなさい, と書いてあります. 他にも腎臓系の雑誌でいえば, Clinical kidney Journal や Clinical Nephrology, Nephron…と, 投稿先は山ほどあります.

このように雑誌により特色があるので, あまりにその雑誌と毛色の違う内容だ

と門前払いを食らいます．そうなると，オーベンに聞くのがいちばんということになりますが，オーベンがいない人もいるかもしれませんね．

ですので，あなたが日本の内科医でしたらズバリ，日本内科学会の英文誌 Internal Medicine（http://internmed.jp/）に投稿してみてはいかがでしょうか？

この雑誌は，臨床研究もケースレポートも受け付けていますし，我々がよい論文を投稿することで雑誌自体の価値が上がる可能性もあります．

Internal Medicine は，Referee が真摯であることが多く，レスポンスも早いというのが個人的な感想です．内科学会会員だと $300 の投稿料が無料というメリットもあります．私は研修医の登竜門として投稿を薦めており，何人かは掲載することができています．また掲載後はフリーアクセスなので，読まれるチャンスも多いです（内科学会推しですが，私と利益相反はありません）．

ここで，IF（インパクトファクター）について一言．「あんな IF の低い雑誌はなぁ」という人がいるかもしれませんが，**IF は雑誌の評価**であって，論文自体の評価ではありません．属性ですので，親の七光りとか，どこの幼稚園を出たとか，乗っている車が○○みたいなものです．よい論文であれば，ずっと読み継がれ，引用が増えていきます．

Q02 時間管理の方法を知りたい！

書く時間がありません！　みんなそう言います．「時間が余っているなぁー」と言う人は，斎藤一人さんと，西村博之（ひろゆき）さんくらいしか見たことがありません．

私が心がけているのは，次の2つです．

①1日100 words と決めて，毎日やる．
②論文を書く時間を，邪魔されない朝に30分間確保する．

この2つを，時期により組み合わせています．

村上春樹さんは著書『村上朝日堂はいほー！』で，次のように書いています．

＊　　＊　　＊

まずはデスクをきちんと定（き）めなさい，とチャンドラーは言う．自分が文章を書くのに適したデスクをひとつ定めるのだ．そしてそこに原稿用紙やら（アメリカには原稿用紙はないけれど，まあそれに類するもの），万年筆やら資料やらを揃えておく．きちんと整頓しておく必要はないけれど，いつでも仕事ができるという態勢にはキープしておかなくてはならない．

（中略）

たとえ一行も書けないにしても，とにかくそのデスクの前に座りなさい，とチャンドラーは言う．とにかくそのデスクの前で，二時間じっとしていなさい，と．

＊　　　＊　　　＊

論文は小説と違って，すべてのものを頭の中から生み出すわけではないので，淡々と毎日やれば2カ月くらいで完成します．

もう1つ私が強く影響を受けているのが，池波正太郎さんの著書『男の作法』に出てくる，「最悪の場合を想定しながら，やる…」という一節です．

患者さんの容態や，自分や家族の体調など，やむを得ない事情がありますので，やはり時間に余裕をもって，何事も対処するのがよいと思います．ギリギリで作ったり，時間をかけていないものって，どうしても質が落ちると思います．「これまで一夜漬けで大丈夫だった」という人は，一夜漬けじゃなかったらもっといいものができたのに，と考えてください．

これらが，文章を書く時間を捻出するコツは？と聞かれたときに答える，「コツというほどじゃないけど，私が心がけていること」です．

Q03 普段からどんな準備をしておくとよい？

毎日の目の前の診療をケースレポートになるレベルでしっかりとみておくことと，興味深い症例があったらレポートや学会発表用に準備してストックしておくことだと思います．

学会前になって，「しまった！　あれが足りない」という事態はいつでも起こります．「発表するんだ」という姿勢でいつも臨床に臨む訓練により，そのような事態を減らしておくことができます．

私は興味深い症例をいつでも学会に出せるようにストックしていました．そして，それらのスライドをベースにした基本スライド（私が研修医に配っているもの）を，中外医学社のホームページからダウンロードできるようにしました（http://www.chugaiigaku.jp/images/nagasawa/slide01.pptx）．これを使ってもよいですし，参考にしていただければ幸いです．

Q04　絶対にしてはいけないことは何？

　研究で絶対にしちゃいけないことは次の3つです．

①捏造（ないデータをつくること）
②改ざん（データを都合のよいように変更すること）
③盗用（人のアイデアを盗むこと）

　研究が苦しくなると，捏造や改ざんをしちゃう人がいます．自分はしないと思っていても，一定数，本当に出てくるんです．まあ，そういう人は一線に残れないからいいのですが，信用を失いますし，ボスの信用も失いますので，絶対にやってはいけません．

　いちど不正をやってしまうと，次からどんなデータを出しても門前払いされます．なので，データは求められたらいつでも出せるようにしましょう（指導医であれ，投稿先であれ）．ヘタをすると，データ提出が速やかにできないだけで，不正なことをしていると思われます（オリンピックレベル選手のドーピングみたいなイメージです）．

　また，「盗用に関しては判断が難しい」と考えています．アイデアは盗んだって証拠がないから，先にデータを出したら勝ち，というところがあります．なので，「学会に出す前に論文にしましょう」というのは，そういう意味があります．

　この辺のことについてはいろいろな本が出ているので，興味ある人は読んでください．

研究不正―科学者の捏造，改竄，盗用（黒木登志夫，著　中公新書）
背信の科学者たち―論文捏造はなぜ繰り返されるのか？
　（ウイリアム・ブロード，他著　講談社）

捏造の科学者―STAP 細胞事件（須田桃子，著　文春文庫）
論文捏造（村松　秀，著　中公新書ラクレ）
論文捏造はなぜ起きたのか？（杉　晴夫，著　光文社新書）

Q05 剽窃って何？

改ざん，捏造，盗用は主にデータに関することになりますが，剽窃は文書に関することになると思います．

「剽窃」でググったらこうありました．「他人の文章・語句・説などをぬすんで使うこと．」

ただし基礎実験の手法などは，どうしても似てきます．人の論文に書いてある実験の手法をコピペしたら，間違いなくクロでしょう．もし使うのならば，その場合は引用文献として明示するべきでしょう．

世の中の論文は膨大で，すべてをチェックすることは不可能なので，ソフトやサービスが役に立ちます．

iThenticate や eTBLAST というサービスもありますし，英文校正会社のなかには剽窃チェックを設けているところもあります．

繰り返しになりますが，これもいちど不正と見なされると挽回が困難なために，万全を期しておく必要があるでしょう．

Q06 論文を書かなきゃダメ？

これはヘンな質問ですね．ここでは論文の書き方を解説しているのに，「論文を書かなきゃダメですか？」という問いは，本来成り立たないのです．けれど，答えはあります．

「別に書かなくてもいいですよ」

ただ，自分で1本も書かないのなら，人の研究や論文に意見をしないほうがいいんじゃない？ということです．

音楽，映画でも料理でも，作り手がいれば，評論家もいます．作り手の作品が残ることがあっても，作品抜きに評論だけが残ることはないでしょう．そして私は作り手側の立場でいたい，と思っています．

私の大好きなミュージシャンの1人に山下達郎さんがいます．デビュー当時は「ロックじゃない」とか「軟弱だ」という評価を受けていたらしいです（タツローマニア〔山下達郎ファンクラブ会報〕より）．村上春樹さんのデビュー作も「こんな，ちゃらちゃらした小説は文学じゃない」なんて評価されていたようです（『村上ラヂオ』より）．でも，今となってはどうでしょうか？　両者とも高い評価を受けていますよね．このように批評家の意見なんて当てにならないところもあるわけです．

　少なくとも科学の世界では，これまで蓄積された事実を元に，批判する対象に対してコメントするということが必要です．
　いちどやればわかりますが，引用文献の10倍くらいの論文を読み込まないと論文は書けません．そのくらいの知識量があって初めて論文が書けて，査読という形でブラッシュアップされて世に出ているわけです（査読精度にはいくらか問題がありますが…）．
　論文を書かずに評論をする人は，この査読という過程を経ずに言いたい放題を言ってしまうから科学的ではないという問題を孕んでいる，と感じるのです．評論するなら論文も書くのがよいと思いますし，書くのが嫌ならば評論すべきではないと考えます．

Q07 どんなことを参考にして論文を書いた？

　何を訊きたいのかハッキリしない質問なのですが，分析すると，論文の構成とアイデアということになるかと思います．アイデアの出し方はQ08でお話しするとして，ここでは構成について述べましょう．私がこれまで本書で解説してきたところは，構成というよりは作法的なことになると思います．
　アイデアと構成が，論文の本質的な部分だと思います．私は「シンプルな構成」を心がけています．シンプルな疑問に，シンプルな方法で，誰にでもわかりやすい解釈で答えを出したい，というのが基本です．なのでDiscussionでも，過剰なSpeculationをしないようにしています．

　音楽に例えれば，3分で終わる，ラジオサイズの3コードのロックンロールで勝負しようと思っています（そこにスウィングなどの要素を入れたい）．もちろん

表現の技法としては，壮大なオペラで表現したいと思う人はオペラで，交響曲でやりたい人は交響曲で，ビバップでやりたい人はビバップでやればよいのです．**大事なのはその自分のやりたい要素をどれだけ分析できているかだと思います．**

　たとえば芸能人でも，自分の芸風を分析して公表している人が何人かいます．紳助・竜介の島田紳助さんは B&B の芸を徹底的に分析して再構築したと話していますし（『伸竜の研究』DVD），山下達郎さんもアイズレー・ブラザーズの音楽を分析して自分の曲を作ったと述べています（もちろんそれだけではありませんが）．

　分析して，再構築したモノは，パクリと言われることがありません．分析という作業は，芸術や科学を構成する上で重要です．私は，目標になる臨床系の論文を分析したというよりは，他のジャンルの文章などを分析しました．

　たとえば，問題の切り込み方は松本清張さんの『日本の黒い霧』『昭和史発掘』のような視点や論理の展開．『ファーブル昆虫記』のわかりやすさと，事実を観察したこと以上のことを述べない姿勢．ライ・クーダー（ミュージシャン）の陽があたらない古い名曲をベースにオリジナリティの高い音楽を作り出した手腕．

　これらを参考にして，目の前の事実を元に観察し，法則や傾向を見つけ出し，過去の別ジャンルの論文からエッセンスを抜き出し，うまく合わせてスパイスをかけて，発表することをテンポよく書く，ようにしています．

　村上春樹さんがどこかで言った「ジャズのような小説を書きたい」という言葉が引っかかり，医学的な論文以外を分析したことが役に立っています．論文を書くために分析したというよりは，趣味でたくさん読んで，なんとなく身についたものではあるのですが，自分を分析するとそういうことになります．

　なので，自分の好きなことに熱中して，少し冷静に考えると，いろいろと展開できると思います．もちろん，気になる論文を徹底的に解析することもよいでしょう．

●思考力を伸ばす分析のしかた

　ここまで述べてきたことは少しわかりにくいと思うので，例として「ご飯（お米）を美味しく食べる」を分析してみましょう．

　「美味しいお米を買う」「よい炊飯器を買う」などはすぐに思いつきますよね．

　01 章で書きましたが，論文は「何か 1 つは新しい」ですから，誰でも思いつくことでは論文になりません．何か 1 つ加えられますか？

たとえば「家で精米機を買って精米したてを炊く」．これもありですよね．他には？　ここで考えることが，分析です．

　実はこの問題は，あるときに美味しくご飯を炊きたいと思って，いちど考えたことがありました．ご飯は米と水で調理するんだから，水にこだわってみようと思い，炊く水をミネラルウォーターにしてみました．そうしたらご飯がかなり美味しくなったのです．でも，まだ先があるんじゃないかと考えました．

　「米を研ぐ水をミネラルウォーターにしたら，どうなるだろう？」

　これはずばりでした．段違いの美味しさです．調べたところ，米を研ぐ時点で水がかなり米に吸収されるようなのです．なので，ここの水をよくすれば美味しい，という寸法です（この話を行きつけの日本料理屋の板前さんにしたら，にこりとしました）．

　実は，私はまだその先を考えています．ウイスキーの贅沢な飲み方として，醸し出した水で少し割って飲む，という方法があります．なので，米を育てた水で研いで炊けば，ものすごく美味しいのでは？

　私の母の実家が，山形県の鶴岡市に隣接する東田川郡の三川町というところで，米どころです．三川に行くとご飯が美味しかったなと思い出すのは，こういうことが自然に行われていたからかもしれません．

　論文であれば，他の要素を加えるのもありです．「お腹を空かせてから食べる」「美味しい漬物を用意する」なんていうのも OK なのです．

　こんな感じで，1つ1つ分析していくことで論理的な思考力を養成していけば，論文作成につながると思います．

Q08 アイデアはどうやって出せばよい？

　これは簡単です．実業家である斎藤一人さんから，次のように教えてもらいました．

　「アイデア出さないと銃殺だよと言われたら，すぐに 10 も 20 も出るよ」

　アンディ・ウォーホルが「天才の条件は？」と聞かれて「多作」と答えたという話もありますし，パブロ・ピカソも多作で有名です．アーネスト・ヘミングウェイは「1 ページの傑作が生まれるまでに 99 ページの駄作がある」と述べています．

JCOPY 498-10915

最初の段階でよいアイデアかどうかなんてわからないわけですから，アイデアをたくさん出して，少しやってハズレだったら次に行く，という手法がお勧めです.

そのためには，お金をかけなくてもできることをたくさん用意しておくことにつきると思います. 斎藤一人さんには「お金ないときにできない人は，お金持ってもゼロになるだけだよ. 無から有を生み出せなければ結局ダメだから」ということも教えてもらいました.

さらに興味のある方は「同率勝算ルール」なんかをググってみてください.

●臨床業務の中で考えた論文ネタの数々

私が石巻日赤に赴任したとき，臨床研究をやる人は見当たらず，論文を書く人もほぼいない状況でした. せいぜい数年に 1 本出ればいい，という感じでした.

石巻日赤は症例が多く，私からみると宝の山でした. これを整備してまとめれば絶対におもしろいと考え，初診時や入院時の採血や検査を統一して，データを粒ぞろいにして，クリニカルパスを導入して均一なデータをとれるようにしました.

私は腎臓内科医なので，腎臓病の中で何をターゲットにするかを日常臨床をやりながら考えていました.

IgA 腎症などは花形ですが，若年人口が少ない石巻では人数的には不利，10〜20 年かけて腎臓が悪くなる疾患なので，時間的な制約も厳しい. 膜性腎症などのネフローゼ症候群などを研究にするには，保険診療を超えた免疫染色や採血などが必要になり，市中病院では無理.

ということで，数週間から数カ月で腎機能障害が進行する，RPGN を呈するANCA 関連血管炎に注目しました. …というのは後付けで，石巻に行ってからANCA 関連血管炎が多い印象があり，これらの疾患を多く診ている間に，クリニカルな疑問がたくさん出てきたわけです.

たとえば，阪神淡路大震災の後に ANCA 関連血管炎が増えるという報告[1]があったので，東日本大震災の被災地である石巻ではどうかを調べよう，という疑問をベースにしてデータを収集しました[2].

その後データを眺めていると，治療が強すぎて感染症死が多い印象があったために，免疫抑制薬のプロトコールを検討して発表したりしました[3]. どちらも英文で論文となっています.

もちろん ANCA 関連血管炎だけでなく，他にもたくさんのネタを考えていました．腎梗塞の話や，腎生検の出血の合併症，透析導入期のデータなど，まいたタネを後輩たちがしっかり刈り取ってくれています．

　こんな感じで，自分のところでできることと，できないことをしっかり見極めて，お金をかけずにできることを考えるのも大事です．

●学会発表回数と論文数はこんなに違う

　上に記したことを読んで「すごい！」と言ってくれる人が多く，ありがたいです．論文になったのは 20 本強ですが，学会発表はゆうに 100 を超えており，学会で発表して反応がよかったものを論文に仕上げています．

　なので打率はせいぜい 2 割程度．ここからも，アイデアの数を出すこと/出せることの重要性がわかると思います．もちろん，アイデアをあげても結局やらずにお蔵入りになったネタや，歩みの遅い現在進行中のネタもあります．

Q09　全然楽しくない…どうしたらよい？

　それが普通です．私もやらされていた論文はおもしろくありませんでした．でも，やっていく過程で頭が整理されていき，自分の仮説が立つようになると，それを証明するのが楽しくなっていくものです．

　なぜ楽しくないかを考えてみましたか？　楽しくないと感じるパターンはだいたいこんな感じです．

「自分のアイデアがあるのにオーベンが採用してくれないから」

　キチンとオーベンと話すか，お金のかからない方法で自分の仮説をプレゼンしてみましょう．論破されるか，認められるかはわかりませんが，これをせずに認めてくれないと言っているのでは，まだまだだと思います．

「実験や解析がおもしろくない」

　おそらく本気度が足りないのだと思います．時間をかけてやるのなら，本気でやったほうが疑問などが湧いてきておもしろくなるものです．

　本気になれないならば，自分の貴重な時間を無駄にしているわけだし，オーベンのアイデアを損なって，時間も無駄にして，研究費を使ってやっているのであ

JCOPY 498-10915

れば金もムダにして，誰もハッピーにならないので，むしろ「私は研究と無縁な生活を送りますので」と涼やかに過ごしたほうがよいと思います．

ただ，そうであれば論文を解説したり評価したりしないほうがよいですね（Q06 参照）．

Q10 よい指導医（メンター）を得るには？

探しに行くか，自分が指導医役もやるか，で解決できると思います．指導してくれる人が近くにいないのであれば，外に出てみるのもひとつの方法です．

たとえば，学会で質問してくれた先生や母校の先生，ちょっと上の先輩などに「こういうアイデアがあるので，こういうことやってみましたが，意見をください」なんてメールなどで相談することは可能でしょう（学会場での名刺交換はこのためにあると言っても過言ではありません）．

断られるのが普通だとは思いますが，もしかしたら2, 3コメントをくれるかもしれませんし，予想以上の対応をしてくれるかもしれません．あるいは，その人が自分とは相性が悪いことがわかったり，期待ほどの指導力がないなんてことがわかることも収穫になると思います．

自分がメンター役もやるというのもお勧めします．論文を書いたら，一晩寝かせて，人の論文だと思ってあれこれ批評してみる．それで自分役に戻ってデータや文章を作り直していく，という作業を繰り返すことは，非常に勉強になります．これはメンターを見つけるよりも重要な取り組みです．

ところで，「よい指導医」って何でしょうか？　自分によいことばかりを言ってくれる**「都合のよい指導医」**を探しているのであれば，止めたほうがよいです．

何らかの形でヒントをくれたり，導いてくれるのがよいメンターだと思います．結局，論文などは自分でやる必要があるので，他の人の意見は聞いても「するかしないかを決めるのは自分」であり，「論文の結果（採択されるか否か）は自分の責任」ということになります．

私の考える理想的な弟子とメンターの関係は，マーヴィン・ゲイとハーヴィー・フークワみたいな関係[4]です．

Q11 投稿したのに返事が来ない（Status が変わらない）！

18 章で記した内容とダブりますが，もう少し詳しく解説します．

返事はメールで来る場合がほとんどなので，まずは返事が迷惑メールボックスに入っていないか確認しましょう．

Decision（論文の採択の決定）が変更されない理由が，Editor のところで止まっているからか，Referee のところで止まっているからかはわかりませんが，目安として，投稿して 90 日（3 カ月程度）Status が変わらない場合は問い合わせてよいと思います．理由の 1 つは，リバイズの制限時間は 60〜90 日が多いからです．

投稿番号を問い合わせのタイトルと本文中に入れて，「投稿したけど，返事が来ないために困っていますので，ご高配ください．」というメッセージを送るとよいでしょう．返事が来なければ，2〜3 回似たような文面を送ります．

それでもダメなときは，「このメールが届いて 1 カ月以内に返事がない場合には，投稿を withdraw します」と伝える必要があります．これをしないで他のところに類似した内容の論文を投稿すると，二重投稿になってしまいます．二重投稿も，Q04 で説明した「絶対にしてはいけないこと」と同様です．

Q12 論文が掲載されやすい，うまい話ってある？

そんなうまい話があったら自分でやるのですが，アイデアとしてこういうのはいかがでしょう．

15 章で紹介した「論文の種類」に注目してみましょう．

実は，この中でいちばん載りやすいのはおそらく Letters to Editor なのです．これは，ある論文で，「ここの図表の計算がおかしい」とか，ケースレポートであれば「このようなことは鑑別に挙がらなかったのか」とか，ディスカッション中におかしいところがあったときにオフィシャルに聞く場です（学会での質疑応答みたいな形です）．

基本，査読されてきているので穴は少ないですが，完璧にはできないので，そういうのを見つけられたらチャンスです．ただし，発表されてからだいたい 2〜3 カ月以内しか受け付けていないので，最新の論文をマメに読んでおく必要はあります．

JCOPY 498-10915

もうひとつは image 関係です．たとえば,

- New England Journal of Medicine の「Images in Clinical Medicine」
- Lancet の「Clinical Picture」
- American Journal of Medicine の「Clinical Communications to the Editor」
- Internal Medicine の「Pictures in Clinical Medicine」
- Clinical and Experimental Nephrology の「Images in Nephrology」

など，たくさんあります．

　興味深い画像を 1 つか 2 つと，400〜600 文字程度での解説なので，敷居が低い．我々のところからも，二報を出しています[5,6]．

　長くても短くても，論文としては同じ 1 本ですから，この辺は狙い目だと思います．ただし，PubMed に Abstract が載らないという弱点はあります．

Q13 自分の論文を書くために，どのように論文を読めばよい？

　難しい質問です．こういう，文章にするのが難しいところを教えてくれるのがよいメンターということになります．

　これこそ面と向かって「あーだこーだ」と議論するのがよいと思いますが……書籍ではそれができないので，ここでお答えします．

　要は，論文を読んだときのツッコミ力です．こんな本もありますよ→『つっこみ力』（パオロ・マッツァリーノ，著　ちくま新書）

　ちなみに，この本を読んでも論文のツッコミ力は増えません．

　ナイツの塙宣之さんの『言い訳』でのツッコミについての分析はとてもおもしろかったです．

　論文を書く上での具体的な話に戻しましょう．

　我々は最近，1 つの論文を出しました[7]．

　ファブリ病ってご存じでしょうか？　X 染色体上の αGAL 遺伝子の変異によ

り，α-ガラクトシダーゼ活性の低下あるいは欠損でGL-3が沈着し，さまざまな合併症を起こす疾患です．このくらいのことはググればすぐにわかりますね（試しにちょっとググってみてください．上記のようなことが書いてあると思います）．

　論文のネタというのは，この先を考えるということになります．

　論文を読めばわかりますが，本症例は24歳時にペースメーカー留置がされていて，その後尿蛋白，腎機能障害が出てきたために紹介となり…という流れです．

　ここで，ファブリ病に関する論文を調べると，以下のことがわかりました．

- ファブリ病とペースメーカー留置の関連を明らかにした論文はこれまでにない
- 腎障害と心障害のどちらが先行するかはわからない（レビューなどを読むと，腎機能障害→心機能障害となっているが，根拠に乏しい）
- W340X変異のケースレポートは一報しかない（そして本症例とはだいぶ異なる）

論文にあたっては，既報を引用しながらこれらの点を記載しています．
分析すると次のようになります．

- ファブリ病とペースメーカー留置の関連を明らかにした論文はこれまでにない→だから本症例の経過は新しい
- 腎障害と心障害のどちらが先行するかはわからない→本症例は心機能障害が先行した例として重要
- W340X変異のケースレポートは一報しかない→その報告との類似点，相違点を明らかにする

　このように，どれだけ引き出しを持っていられるかが，アイデアを出すために必要です．ケースレポートでいえば，究極的には次のどれかになります．

- めちゃくちゃ珍しい病気
- よくある病気が，珍しい形で見つかった
- 珍しい病気が，よくある症状から見つかった

JCOPY 498-10915

　あと，個人的な感想としては，オーベンの「これってよくあるよね」という症例が，論文的には当たりであることが多いです．

　ある程度勉強している人が「これってよくあるよね？」ということが，実は論文ではサポートされていないなんてことはいくらでもありますから，「その根拠となる論文を教えてください！」と尋ねるか，自分で調べると，アイデアの素がたまっていくと思います．

● 「当たり前」や「珍しい」の根拠，確認できてる？

　論文を書かない人のことを「あの人，頭よすぎるからね」ということがありますが，これはもちろん皮肉です．

　症例のディスカッションをしているときに「そんなの当たり前，よくある」とか「それは珍しい」という人がいるのですが，本来はしっかりと根拠を示す必要があります．

　根拠を示せていますか？　調べても根拠がなかったら「それは証明されていない」ということです．医学も科学である以上，根拠に基づいて発言する必要があります．

　巷では，よく勉強していて論文をたくさん読んでいて，人の論文をつぎはぎして自説のように述べる人がいますが，これには注意です．文章やトークがうまかったりすると，さもその説が正しいように一人歩きすることなどがありますので，人の話を全部疑え，とまでは言いませんが，いちどしっかり吟味してみるとよいと思います．

Q14　よい指導医と悪い指導医の見分け方は？

　よい指導医については Q10 で述べましたので，今度は悪い指導医の見分け方をメインにまとめます（答えではなくヒントを渡し，考える力を付けてくれる指導医はきっとよい指導医です．あと，「僕はここまで知っているけど…」といった感じで，自分の知っていることをすべて教えてくれるオーベンはよいですね）．

　駄目な指導医の見分け方は簡単．その特徴はズバリ次の 3 点です．

- メールのレスポンスが遅い（都合が悪いとなお遅い）
- ネチネチと小さな問題ばかりつつく
- 他人や他の施設と比べる

「レスポンスが遅い人」は，おおむね指導力に欠けます（これまでの私の印象では，きちんと仕事をする人はメールのレスポンスがきわめて早いです）．

「忙しいから遅くなるんだ」と反論する人もいるかもしれませんが，周りを見ていても，「忙しくない時期でも遅いし，若い頃から返事が遅い」人がほとんどです．つまり性格ということですね．

真っ当なオーベンならば，最低限「今はチェックできないけど，いついつまでにはチェックする」という返信があるはずでしょう．私はそうしていますし，まともなオーベンなら最低限の返信はするものです．論文は鮮度が大事なので，どんなよいネタだって時間がかかれば腐っていきます．スピード感は欠かせません．

オーベンのスピード感がどの程度あるかは，メールのレスポンスでわかります．メールを送り，その後会ったときに「メール見ていただけましたか？」と聞いてみてください．

- 見たけど返事をしない
- 見てすらいない
- 迷惑メールに入っていて気付かない（そんなオーベン・ネーベン関係ってあるのか？）

なんてことがあれば，1つの見極めになるでしょう．

「ネチネチとしている人」も駄目な指導医です．特に，不適切なタイミングでこれをやられるとまいります．

02 章で「論文の書き始めは Table と Figure から」とお伝えしました．

この Table, Figure 作成の段階で引用文献のフォーマットをネチネチ，最終段階で Abstract を書く段階になって Table と Figure のことをネチネチ…なんてタイプは，要するに論文の進捗状況に合わせてちゃんと見てくれていないわけです．このような指導医は，オーベンにしないのがベストです（大事と小事がわか

JCOPY 498-10915

らない銀河英雄伝説のドーソン准将みたいな人は，オーベンとして止めたほうがよいです）．

　「**他人や他の施設と比べる**」，これもよくありません．

　01章で述べましたが，内容に関しては何か１つは新しいのが論文です．内容を他の施設と比べている段階では，まだ新しいことを生み出せておらず，違いを明確にする段階なのですから，そこをディスカッションするべきです．

　「A君は早くやってるぞ」という具合に他人と比べるのも，能力が違いますから無意味です．マメに進捗を確認して，現実的な目標を設定し，つまずいているところをディスカッションするほうが有意義でしょう．同じように，「あそこはあんなにやっているのに」と，他の施設と比べるのも無意味です．そんなことをするなら，自分の施設のできないところを把握して改善するほうが，100倍建設的でしょう．

　あと，機嫌が悪くなりやすい人は止めたほうがよいですね．悪いってことは「悪」なんですから，近づかないに越したことはないと思います．

Q15 自分のオーベンが「悪い指導医」だったら？

　遠慮なく辞めたらよいと思います．同じ医局内に他にちゃんとした人がいることがほとんどですから，そちらにオーベンになってもらってもよいですし，別の病院に行くのもよいでしょう．医局を離れるのもアリですよね．いまはいろいろな生き方ができますから．

　ただ，「すべてがあなたにちょうどよい」という言葉もあって，実はオーベンには自分の仕事振りに合った人がついているということがほとんどです．オーベンへの不満を感じたら，自分の行動を見直す機会である，とわかると，物事の見え方が違ってくるでしょう．

Q16 論文作成の苦労を教えてほしい

　論文を書くということは，これまで述べてきたように，

- アイデアを出して
- データを集めて
- Table や Figure を作って
- 本文を書いて
- 引用文献の Reference を作って…

といった具合に，時間を取られることばかりです．

　しかし，これを苦労と思うかどうかはその人の捉え方次第ではないでしょうか．

　日常臨床をしているうえで疑問を感じ，文献を読んで疑問に対する賛成意見や反対意見などをたくさん知り，どうしたら疑問を解決できるかを考え，データを集めてまとめ，論文を書いて投稿する．この一連の行動によって，医師としての実力はものすごくつきます．

●自分をレベルアップさせる行為は「苦労」か？

　たとえば，プロの演奏家は毎日何時間練習しているでしょうか？　トップの水泳選手は1日何時間水の中にいるのでしょうか？　フィギュアスケートの選手はどれだけ氷上にいるのでしょうか？　この人たちは，苦労というより，楽しいから時間をかけているのです．もちろんその楽しさは，「よい演奏」や「試合に勝つ」などの達成感に支えられているのでしょうが，論文にも近いものがあると思います．

　私はこの達成感を得るために「お作法的なことで時間をとられる必要はない」と思っています．そのため，本書では，他ではあまり教えられていない部分を意識して書いています（たくさん論文を書いている人にとっては当たり前すぎる部分なので，わざわざ教えてくれないのかもしれません）．

　また，論文を1本書けば見える景色が変わります．「論文書こうよ」と声をかけられたとき，あなたは期待されているわけですから，この機会にぜひ高みに登ってみてください（01章参照）．

●論文を書いた先人の経験に学ぶ医師は大きく成長できる！

　論文を読むということは，先人たちの膨大な成功や失敗を学ぶことです．すなわち歴史に学ぶことであり，これなしで自分の経験をベースに持論を展開するのは，いささか愚かもしれません．

JCOPY　498-10915

「賢者は歴史に学び，愚者は経験に学ぶ」という，ドイツの宰相ビスマルクの言葉があります．世の中が進歩して，次々と新しい治療が出てきても，新しい病気が続々出てくるわけではありません（と思ったら COVID-19 なんてのが出てきましたが）．先人の経験から上手に学び，自身の血肉としていくことで，自分一人だけの経験とは比べものにならない速度での成長が見込めるでしょう．

これが，Google Scholar のトップページにある「巨人の肩の上に立つ（stand on the shoulders of giants)」が示す意味だと思います（出典はニュートンの If I have seen further it is by standing on the shoulders of giants)．（まったくの余談ですが，バンド，オアシスが Standing on the Shoulder of Giants というアルバムを出しており，このアルバムタイトルはノエル・ギャラガーが 2 ポンド硬貨にこの言葉が刻まれているのを見て付けたという話があります．なぜ shoulder と単数になっているのでしょうかね．イギリスに行ったことはないですが，実物をぜひ見てみたいものです．)

話は戻りますが，自分で論文を書いたことがない人と，論文を書いたことがある人とでは，物事の捉え方が違います．論文を書くことで先人たちの経験の輪に一歩入ることができるために，私は論文を書くことをオススメしています．このあたりの話は Q06 のところにも書きました．

Q17 文献検索のコツを具体的に教えてほしい

具体的な内容を問う質問ですね．こういう質問をする人はきっと，検索もきちんと行っているんじゃないかなと思います．

私は文献検索した論文を，3 段階に分けて読んでいます．

まず第 1 段階として，だいたいの概要を把握するために代表的な論文を読みます．我々が複数の論文を出したテーマである，腎梗塞（acute renal infarction）を例にとって，論文を探してみましょう．

PubMed に，「acute renal intarction」と入力して検索します．すると，かなりの数の論文が引っかかってきます（図 1, 2)．（PubMed のインターフェイスは 2019 年 11 月にリニューアルされましたが，リニューアル前も後も本質的には同じです．)

3. Invasive Hemodynamic Predictors of **Renal** Outcomes after Percutaneous Coronary Interventions.
Lo KB, Penalver J, Mostafavi Toroghi H, Jeon HD, Habib N, Hung Pinto W, Ram P, Gupta S, Rangaswami J.
Cardiorenal Med. 2019 Aug 8:1-9. doi: 10.1159/000500949. [Epub ahead of print]
PMID: 31394545
Similar articles

4. Factors Related to Noninvasive Ventilation Outcomes during an Episode of Hypercapnic Respiratory failure in Chronic Obstructive Pulmonary Disease.
Biswas N, Sangma MA.
Mymensingh Med J. 2019 Jul;28(3):605-619
PMID: 31391434
Similar articles

5. Intracardiac Thrombosis and Multiple Arterial Thromboembolism with **Acute** Limb Ischemia: A Rare Complication of Carbon Monoxide Intoxication.
Benfor B, Hajji R, Bouarhroum A, Lagdrori Y, Boukatta B, Elbouazzaoui A, Kanjaa N.
Int J Angiol. 2019 Jun;28(2):147-150. doi: 10.1055/s-0037-1604452. Epub 2017 Aug 2.
PMID: 31384115
Similar articles

6. Incidence, Predictors, and Outcomes of Early **Acute** Myocardial **Infarction** Following Coronary Artery Bypass Grafting.
Alkhouli M, Alqahtani F, Alreshidan M, Cook CC.
Am J Cardiol. 2019 Jul 15. pii: S0002-9149(19)30767-2. doi: 10.1016/j.amjcard.2019.06.023. [Epub ahead of print]
PMID: 31383352
Similar articles

図1●PubMed の検索結果（リニューアル前のインターフェイス）

　特に多く引っかかってくるのが，myocardial infarction と renal dysfunction などの論文です．これらの論文を検索結果から除くために，検索ボックスの下にある Advanced をクリックして PubMed Advanced Search Builder のページへ移り，「myocardial」を検索しないワードとして入力し，検索を続けます（図3）．

　すると，かなりの数の acute renal infarction 関連の論文を見つけることができます．また，acute renal embolism と記載されている場合もあるので，このワードでも検索しておきます．

　検索結果の中で最初に読むべき論文は，「Review, State of Art, Meta-analysis などの言葉が入っている文献」です．

　これらの論文で，腎梗塞の概要をつかみます．たとえば，基礎疾患や年齢などの患者背景です．そうすると，高齢で心房細動の患者が多いということがわかります．

　続いて，第2段階として読むべき論文は，「症例数が多いもの」になります．
　症例数の多さが上位の論文を，以下に紹介します．

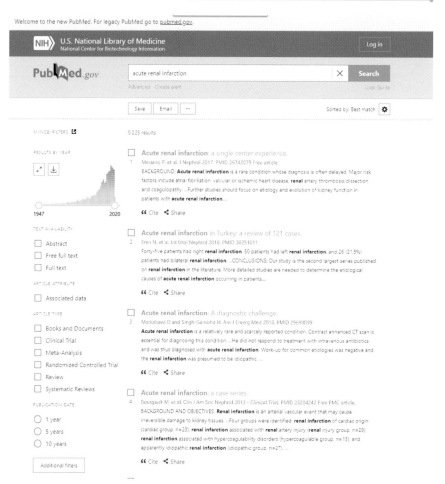

図2●PubMed の検索結果（リニューアル後のインターフェイス）

＜438 例＞

Oh YK, et al. Clinical characteristics and outcomes of renal infarction. Am J Kidney Dis. 2016; 67: 243-50.

＜121 例＞

Eren N, et al. Acute renal infarction in Turkey: a review of 121 cases. Int Urol Nephrol. 2018; 50: 2067-72.

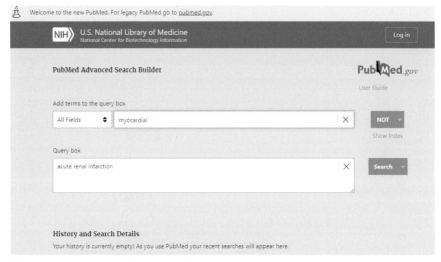

図 3 ● PubMed Advanced Search Builder

<101 例>

Huang CW, et al. Clinical outcomes associated with anti-coagulant therapy in patients with renal infarction. QJM. 2018; 111: 867-73.

<100 例>

Bae EJ, et al. A retrospective study of short- and long-term effects on renal function after acute renal infarction. Ren Fail. 2014; 36: 1385-9.

　これらの論文を読むと，前述したように高齢であることや心房細動が多いことがわかる他にも，腎機能の推移の自然歴が書かれていない，梗塞巣のサイズと腎機能低下の関係が調べられていない，罹患する左右差について書かれていない，なんてことがわかってきます.

　我々が出した論文[8])では，腎梗塞の左右差を観た論文をまとめた表（Table 1）を入れています（文献[8])を参照してください）（この論文が発表された当時は，上に挙げた症例数の多い 4 つの論文のうち，まだ publish されていなかったものもあります）.

120

　このような表を作れるように，データをストックしておきましょう．膨大な文献をすべて頭に入れておけるなら別ですが，そうでないなら，表の元のデータをエクセルやファイルメーカーでストックしておくことが大事になります．また，文献を Mendeley や EndNote に保存しておくことも大事です．

　最後に，第3段階として読むべき論文は，『症例が少ないものやケースレポート』です．

　このような論文で，各論を把握しておきます．たとえば，腎梗塞であれば治療介入の有無などが各論としては多かったです．

●AI を使ったところ

　現時点では AI だけで論文を書くことはできないでしょうが，道具として AI を使うことは必須になってくるでしょう．

　手書きでの写本が活版印刷に代わり，紙のインデックスでの調べものがインターネットに置き換わり……，そのような技術革新の流れで AI の活用が重要になってくると思っています．

　私が使っている AI は次のとおりです．

- Consensus
- Connected Papers
- Perplexity
- SciSpace

①Consensus

　簡単に言えば，文献検索ソフトです．論文を書く前にすることと言えば，既報を探すためにキーワードを入れて乱れうち，あるいは検索式を作って引っかけて乱れうち，というやり方ですが，Consensus を使うことでその作業がかなり楽になりました．具体的には，「知りたいことを入れれば」「ある程度の答えと，根拠にした論文を出してくれる」というわけです（図4）．

　最近では Copilot というお手伝い機能がついていて，「腎生検後の出血は？」なんて訊くと図5のように回答してくれます．Yes/No で答えられる質問の方が回答の精度が高いですが，医学部5年生でもこのくらいの回答をできる人はそれほどいないと思います．引用文献も図6のような感じです．

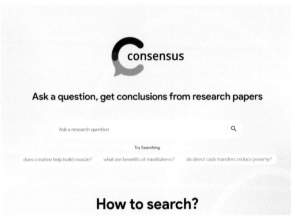

図 4●Consensus のトップ画面

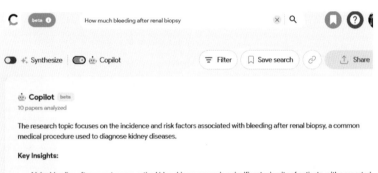

図 5●

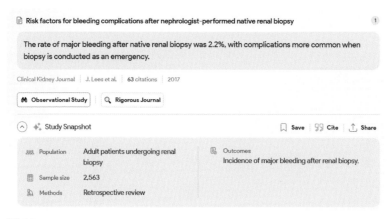

図 6

　さすがに，これをまるごと信じることはできませんが，ざっくりとアウトラインをつかむには十分だと思います．こちらが年間 $84 です．

②Connected Papers

　こちらの AI は，文献ごとのつながりを示してくれます．試しに先ほどの論文を入れてみましょう（図 7）．

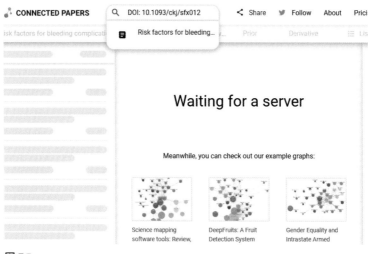

図 7

するとこんな結果が出ます（図8）.

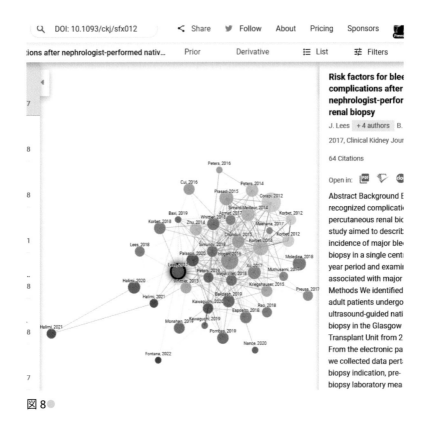

図8

　関連が強い文献は近く，論文の出版年数が新しいほど濃く，被引用回数が多い
ほど大きいようです．Prior で先行研究，Derivative で派生研究などをみることが
できます.

　私は Consensus で調べた論文を Connected Papers に入れて派生論文を調べて
います．これが月額 711 円です.

JCOPY　498-10915

③Perplexity

上の2つよりは使用頻度が落ちますが，Consensus と同様に使っています（図9）．若干回答が異なったり，引用文献が異なったりするので．

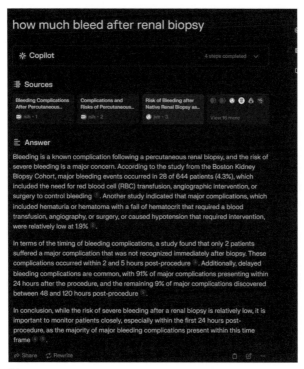

図 9 ●

④SciSpace

「論文要約ソフト」とでも言いましょうか．その論文のトピックをピックアップしてくれます（図 10）．こちらは＄12/月です．

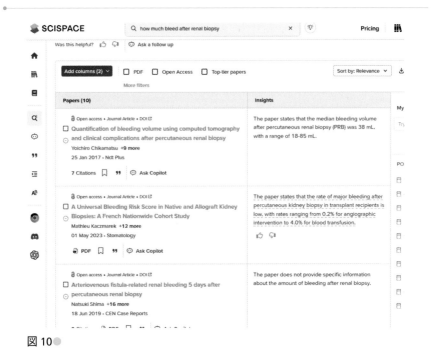

図 10

　論文を大量に読むことに慣れてしまっているので，あえて使う必要はそれほど
ありませんが，なにかに使えないかな？と思って試すことがあります．図11に
「Extract data from PDFs」とありますが，自分のほしい表を作るには，自分で読
まないとダメなレベルです（そこそこの表しか出てきません）し，Copilot 機能も
現時点ではディスカッション相手にはなりませんが，いずれ AI の機能が進化す
ると大化けするかも？と思っています．

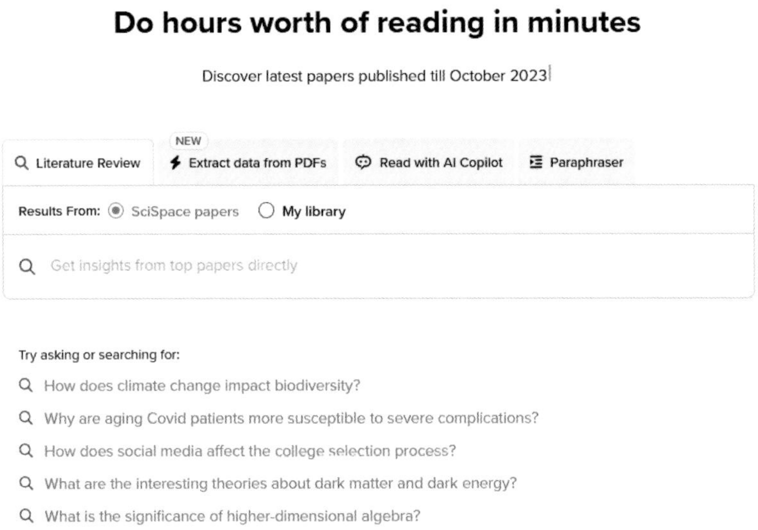

Do hours worth of reading in minutes

Discover latest papers published till October 2023

NEW

🔍 Literature Review　⚡ Extract data from PDFs　💬 Read with AI Copilot　📊 Paraphraser

Results From: ⦿ SciSpace papers　◯ My library

🔍 Get insights from top papers directly

Try asking or searching for:

🔍 How does climate change impact biodiversity?

🔍 Why are aging Covid patients more susceptible to severe complications?

🔍 How does social media affect the college selection process?

🔍 What are the interesting theories about dark matter and dark energy?

🔍 What is the significance of higher-dimensional algebra?

図 11

　これらの AI を組み合わせることによって，以前は文献検索が律速だったところが，私の文献を読む速度が律速へと変化しました．

　SciSpace の AI による要約能力などがさらに進歩すれば，ディスカッションなどのオリジナリティが高い部分を読み込む時間が増え，さらに新しいアイデアが生まれると思います．

　AI が今後どのように進化するかは予想できませんが，論文中の引用文献の中からキーとなる図表を取り出してクリック1つで比較できるようになる，なんてことも十分あり得ます．

　上記ツールの他にも，文字起こしソフトとして Notta を使っています．これを使うことで会議の要約はとても速くなりました．これだけで完璧ということではありませんが，60点の会議録が数分で作れます（そもそも身内の会議なら，体裁はそれほど重要ではないはずです．文字起こしをすると，いかに何も決まっていない会議か，誰が主に発言しているか，などが視覚化できます．ディスカッションしても決定しない，報告だけ，みたいな会議はなくせばよいと思います）．

　AI 搭載の文章校正ソフトとしては文賢を使っています．メールを送る前にこちらを1回通すだけで，誤字・脱字がぐっと減りました．校閲支援，推敲支援，アドバイス，AI アシストなども，「なるほどこういう視点で校閲しているのね！」

と参考になります.

　以上の他にも Microsoft Copilot や Gemini を使っており，すべて合わせて月に2〜2.5万円程度の課金ですが，上記の作業を代わりに行ってくれる秘書や事務員がいない私にとっては十分な投資だと考えています.

　AI は調べ物などに絶大な力を発揮しますが，どの点がわかっていないか，臨床的な疑問に答える論文であるか，などの論文の根幹となるところでは，現時点ではまだまだ実用レベルではありませんので，その点をふまえて使うのがよいと思います（使っただけで満足する人が増えてきている印象を持っています）.

●1人抄読会開催で孫引きチェック

　上記の論文にはたくさんの引用文献があると思います. そのような孫引きについてもチェックし，上述の表に追加したり，Mendeley や EndNote，Paperpile などに追加したりしておきます.

　文献を集めるコツは「入口は広く，出口は狭く」です.

　キーワードが入っている論文はとりあえず読んで，整理をしておきます. そうすると，これまでにわかっていること，わかっていないことが明確になっていきます（ここでメモ書きや一言を，たとえば Mendeley であれば Note に書いて，検索できるようにしておきます）.

　そして出てきた疑問が自分の手元のデータで解決できないかを考えておきます. 疑問があってデータがあれば，自ずと解決策が出てくるわけです.

　このように「1人抄読会」と称して，論文を読み込むのです.

　ちなみに私は，みんなで集まって行う抄読会について疑問をもっています. そのいちばんの理由は，抄読会に適した論文を抄読会用の読み方でツッコミが少ないように用意するようになるからです.

　みんなで何となく抄読会をするよりも，上記のような論文の読み方をしていくことで，1つの論文で述べられることの限界がわかってきますし，どの部分がまだ証明されていないかもわかるようになります. そして，これが本来の論文の読み方だと思っています.

Q18 論文の考察ではつい，自己主張に傾いてしまいやすいので，Referee の反対意見に対する反論の仕方を教えてほしい

Referee の反対意見は，だいたいが以下の 4 パターンに分けられます．そのパターン別に答えましょう．

●パターン 1: 書いてあるのに気付いていない

下線や太線などを使って，該当箇所を前回のバージョンよりも強調し，「その通りです．強調が足りなかったので，さらに強調しました」なんて対応をすれば十分です．

●パターン 2: 根拠をもって，反論してくる

Referee が引用文献を持ってきて，これと違う！と指摘してきます．ありがたい Referee です．私がよくやる手は，指摘された論文を Discussion に引用して「このような反対意見があるが，本研究では観察されなかったために，今後の研究の発展を期待する．」なんて形にします．こうすれば，Referee の顔も立ちます．

●パターン 3: 根拠なく，反論してくる

これはやっかいです．この場合は「To our best knowledge, no study reveal…」と対応し，一生懸命調べたが，そのようなことを示している論文を見つけられなかった，とやんわり否定します．これで Referee が根拠をもって反論してきたら，パターン 2 で対応すればよいです．

●パターン 4: 新しい視点を提案してくる

多くはないですが，Referee が「このようなことなんじゃないか？」と助言してくれる場合があります．内容が納得できれば，それを全部ではなくても，一部でも取り入れるのはよい作戦といえます．

Q19 論文テーマはどのように選べばよい？

テーマの選び方に，王道はないと思います．

いちばんよい方法は，よい（当たりの）オーベン（Q10 参照）にいくつかアイデアを出してもらい，楽しそうなものを選んで，素直にコツコツやることでしょう（ハズレのオーベンについては Q14 参照）．

世界は広くて，調べれば調べるほど，いろいろなことをやっている人がいますし，いろいろな論文があります．それを知ることで謙虚な気持ちになれますし，まだ証明されていないことがわかれば，そこを調べることにもつながります．どの世界でもそんなものでしょう．

もし所属先が老舗で，これまで蓄積されたデータベースがあるなら，それを使ったテーマを選べばよいですし，何もないところであれば，自分で仕組みを作り上げればよいわけですから，自分の置かれている環境の強みを活かすことがベストです．

Q20 症例報告についてのトピックがほしいのだが？

「私も知りたい！」と言いたいところです．

そもそも「トピック」とは，ちょっとググると「その時に，広く世間一般で話のたねにされる事柄，事件，話題．」とありました．

トピックになりやすい話題はどうしても，新しい薬になるかと思います．腎臓領域では，2019〜2020 年の現在だと SGLT2 阻害薬，経口の腎性貧血治療薬，尿酸トランスポーター阻害薬，新規のカリウム吸着薬（ジルコニウムシクロケイ酸ナトリウム水和物〔ロケルマ®〕）などが挙げられるでしょう．2024 年の今であれば新規のリン吸着薬やエンドセリン受容体拮抗薬でしょうか．

これらをいち早く使い，既存の治療と比べる，なんてことは誰でも思いつくでしょう．このような薬の場合は治験などでかなり調べられているので，発表されているものを読み込んで，まだ述べられていないことを発表するのはアリだと思います．また，大規模研究が多いために，細かく見られていない可能性があることから，見られていない部分を探し出すのも 1 つの手だと思います．

ここで私がお伝えしたいのは「逆張り」の発想です．これは，「みんなが注目していない部分に注目する」ということです．

私の専門分野で言えば，パッと思いつくテーマに次のようなものがあります．

JCOPY 498-10915

● ペルサンチン® やコメリアン® は，本当に尿蛋白を減らすのか？
● 腎生検後のアドナ®，トランサミン® は出血合併症を減らすのか？
● 間質性腎炎は腎臓が腫大しているのか？　治療によって改善するのか？

このあたりは結構調べましたが，納得のいく答えは出ていません．←前の版ではこう書きましたが，その後の調べで（なんかニュースみたいですね）見つけました．

Cattran DC, et al. Results of a controlled drug trial in membranoproliferative glomerulonephritis. Kidney Int. 1985; 27: 436-41. ただし MPGN に対しての効果です．IgA 腎症も MPGN の障害パターンを取ることはありますが，MPGN 自体が現在と捉え方が違うわけですからあまり現在使う意義を感じません．

Jaegi S, 他. 腎生検施行時における止血薬投与中止による出血への影響―腎生検にアドナは必要か―. 日本腎臓学会誌（Web）. 2020; 62: 45-51. 探せばあるものです．

このように，普段ルーチンになっていることを見直し，それについて徹底的に文献を調べてみると，わかっていること，わかっていないことが整理されて，論文のネタになると思います．

私の好きな山下達郎さんも「時代に消耗される音楽を作っていたら，今音楽はしていなかっただろう」と述懐していますし（タツローマニア〔山下達郎ファンクラブ会報誌〕より），後者のアプローチのほうが私は好みです．

文献　　1) Yashiro M, et al. Significantly high regional morbidity of MPO-ANCA-related angitis and/or nephritis with respiratory tract involvement after the 1995 great earthquake in Kobe（Japan）. Am J Kidney Dis. 2000; 35: 889-95.
　　2) Takeuchi Y, Nagasawa T, et al. The influence of the Great East Japan earthquake on microscopic polyangiitis: A retrospective observational study. PLoS One. 2017; 12: e0177482.
　　3) Saito A, Nagasawa T, et al. Remission induction therapy with rituximab for microscopic polyangiitis: a feasibility study. Tohoku J Exp Med. 2017; 242: 53-62.
　　4) 吉岡正晴. ソウル・サーチン　R＆Bの心を求めて. Vol.2 ハーヴィー・フークワーもうひとつのマーヴィン・ゲイ物語. 相模原: ArsLonga; 2012.
　　5) Kagaya S, Nagasawa T. Abdominal involvement in minimal change nephrotic syndrome. Clin Exp Nephrol. 2018; 22: 481-2.

6) Yanagaki S, Nagasawa T, et al. Ruptured pseudoaneurysm in the inferior pancreaticoduodenal artery. Intern Med. 2016; 55: 3233-4.
7) Kato Y, Nagasawa T, et al. A case of Fabry disease with pacemaker implantation as the initial event. Intern Med. 2019; 58: 2993-3000.
8) Kagaya S, Nagasawa T, et al. The size of the renal artery orifice contributes to laterality of acute renal infarction. Clin Exp Nephrol. 2018; 22: 1128-32.

索引

本書は，2018 年 10 月 26 日〜2019 年 10 月 16 日に m3.com メンバーズメディアに掲載された『どうやって論文書けというのですか？』シリーズ（全 31 回）を書籍化したものである．なお，書籍化にあたって一部加筆・訂正を行った．

著者紹介

長澤　将（ながさわ たすく）

2003年東北大学卒業．2012年東北大学大学院修了．中・高・大と徒歩圏内の学校に通学のために定期券を持ったことがない．趣味は音楽，アメカジ，料理を食べること／作ること．特に自作のミートソースは食べた妻が結婚を決意した味．キャンティドレッシングも自信作．ブーツが特に好きで，前世は百足だったのだろう，と諦観している．

総合内科専門医・指導医
腎臓学会専門医・指導医・評議員
透析学会専門医・指導医

「論文にしよう！」と指導医に
言われた時にまず読む本　ⓒ

発　行	2020年 4 月20日	1 版 1 刷
	2020年 8 月20日	1 版 2 刷
	2024年 5 月 1 日	2 版 1 刷

著　者　　長澤　将

発行者　　株式会社　中外医学社
　　　　　代表取締役　青木　滋

　　　　　〒162-0805　東京都新宿区矢来町62
　　　　　電　話　　03-3268-2701(代)
　　　　　振替口座　00190-1-98814番

印刷・製本/三報社印刷(株)　　　　　　　　　　〈HI・HU〉
ISBN978-4-498-10915-5　　　　　　　　Printed in Japan